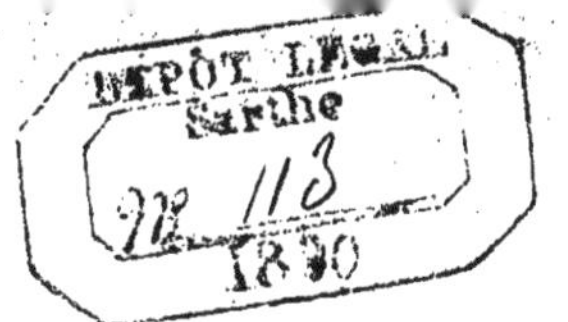

CONTRIBUTION A L'ÉTUDE

DES AFFECTIONS DU MYOCARDE

LES

GRANDES SCLÉROSES CARDIAQUES

PAR

Le Docteur M. NICOLLE

ANCIEN INTERNE DES HOPITAUX

MONITEUR D'ANATOMIE PATHOLOGIQUE A LA FACULTÉ

PARIS
G. STEINHEIL, ÉDITEUR
2, rue Casimir-Delavigne, 2

1890

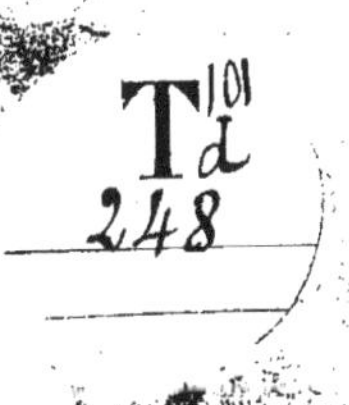

CONTRIBUTION A L'ÉTUDE

DES AFFECTIONS DU MYOCARDE

LES

GRANDES SCLÉROSES CARDIAQUES

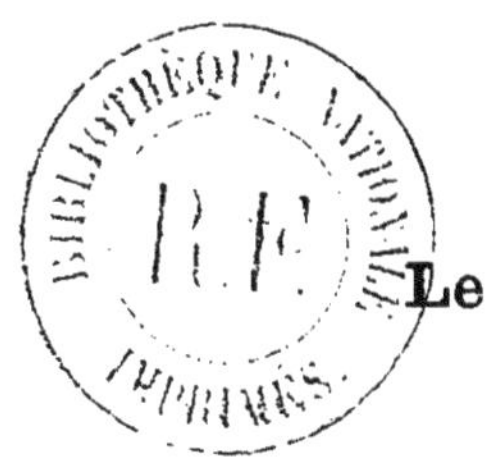

PAR

Le Docteur M. NICOLLE

ANCIEN INTERNE DES HOPITAUX

MONITEUR D'ANATOMIE PATHOLOGIQUE A LA FACULTÉ

PARIS

G. STEINHEIL, ÉDITEUR

2, rue Casimir-Delavigne, 2

1890

A LA MÉMOIRE DE MON PÈRE

LE DOCTEUR E. NICOLLE

MÉDECIN DES HOPITAUX DE ROUEN

PROFESSEUR A L'ÉCOLE DES SCIENCES

AVANT-PROPOS

Si ce travail en eût valu la peine, nous l'aurions dédié à M. le Pr Cornil, dans le laboratoire duquel il a été fait, et à M. le Dr A. Robin, qui nous a conseillé de l'entreprendre.

M. le Pr Cornil nous a toujours témoigné la plus grande bienveillance, il a bien voulu nous attacher à son enseignement de la Faculté ; M. le Dr A. Robin a été pour nous un guide précieux au début de notre internat et n'a jamais cessé depuis lors de nous prodiguer des marques d'intérêt. Que ces deux maîtres nous permettent, en inscrivant ici leurs noms, de les associer dans le même sentiment de profonde gratitude.

Nous sommes heureux de pouvoir remercier également tous ceux dont nous avons été l'élève dans les hôpitaux : M. le Dr Landrieux, dont nous avons pu apprécier les bonnes leçons et l'affectueuse sympathie ; M. le Dr Monod, qui nous a reçu avec affabilité dans son service ; M. le Dr Lecorché, dont la grande expérience nous a été d'un rare secours ; M. le Dr Quinquaud, dont nous avons si souvent mis à contribution l'érudition profonde ; M. le Dr Landouzy, que nous avons sans cesse trouvé prêt à faciliter et à diriger nos recherches ; et M. le Dr Joffroy, qui s'est toujours montré bienveillant à notre égard.

MM. les Drs A. Gombault et Brault, sous la direction

desquels nous avons travaillé pendant quatre ans, ne nous ont ménagé ni leur temps ni leurs conseils : qu'ils soient assurés de notre entier dévouement.

Nous n'ignorons pas non plus ce que nous devons à M. le Dr Letulle, dont l'aide constante et les encouragements répétés ne nous ont jamais fait défaut.

Nous adressons nos remerciements à MM. les Drs Talamon et Balzer, dont nous regrettons de n'avoir été que trop peu de temps l'interne.

Nous serons toujours reconnaissants à nos maîtres de l'école de Rouen, MM. les Drs Duménil, Olivier, Delabost, Hélot et Petel, d'avoir été pour nous des initiateurs dévoués dans la carrière médicale.

Enfin nos amis Sebileau, Toupet, Guinon, Mallet et Morax savent bien que nous n'oublierons pas les services qu'ils nous ont maintes fois rendus.

CHAPITRE PREMIER

Historique général de la sclérose du cœur. — Délimitation du groupe des grandes scléroses. — Plan du travail.

I

De toutes les scléroses viscérales, celle du cœur est peut-être la plus mal connue. Très obscure dans ses causes, discutée dans sa séméiologie, il lui aurait fallu au moins une *base anatomique* certaine. Tel n'est pas malheureusement le cas et, au seuil même de la question, commencent les divergences.

Aussi est-il indispensable de rappeler les opinions qui ont été émises sur *l'ensemble du sujet* avant d'aborder l'étude du *groupe de faits* que nous nous proposons d'envisager ici.

Nous diviserons l'histoire de la sclérose en trois périodes, d'importance d'ailleurs très inégale. Pendant la *première*, qui ne commence en somme qu'à Morgagni, la lésion a été vue à maintes reprises, mais considérée comme une trouvaille d'autopsie et décrite sans qu'on songeât à s'y arrêter. Pendant la *seconde*, un certain nombre d'auteurs ont été amenés à s'occuper du sujet, à propos de travaux portant ou non sur la pathologie cardiaque, mais, en tous cas, d'une façon indirecte. Enfin la *troisième* phase comprend une série d'ouvrages qui ont eu pour objectif spécial l'étude de la sclérose en elle-même.

Première période. — Morgagni rapporte dans sa quarante-cinquième lettre l'observation d'une femme de 40 ans, alcoolique, qui mourut en une ou deux heures sans avoir jamais présenté de palpitations pendant sa vie. L'autopsie révéla, en dehors d'une induration pulmonaire, accompagnée de symphyse pleurale droite, une hypertrophie du ventricule gauche avec plaques scléreuses dans la paroi, les piliers et la cloison interventriculaire. L'aorte était athéromateuse et dilatée. L'état des reins n'est malheureusement pas mentionné et l'encéphale n'a pu être examiné.

Nous avons cité cette observation (en la résumant énormement) non seulement parce qu'elle est la première en date, mais encore parce que c'est une des plus complètes et des plus intéressantes qu'on rencontre dans les anciens auteurs. Les quelques cas dont font mention Albertini, Bœrhaave, Meckel, Frank, Schmuck, etc..., sont loin d'être en général aussi exactement et aussi complètement décrits.

Plus tard le même discrédit semble demeurer attaché à la question. Laënnec ne s'y arrête point et Corvisart ne cite que deux observations. Il nous faut même prolonger notre première période jusqu'à des travaux véritablement contemporains, puisque dans les ouvrages d'Andral et de Cruveilhier nous ne rencontrons que des faits isolés et que l'*École clinique* ne nous a laissé aucun document sur le sujet.

Toutefois, il serait injuste de passer sous silence les noms de Sobernheim qui employa le premier le terme de myocardite (1837) ; de Bristowe qui créa l'expression de cirrhose cardiaque (1856); et surtout de Hamernjk qui fit voir que la lésion affecte une remarquable prédilection pour le ventricule gauche, et chercha déjà à élucider certains points de ses manifestations cliniques (1843).

Deuxième période. — Elle commence avec la thèse de notre maître M. Letulle sur les « hypertrophies cardiaques secondaires » (1879), et le travail de MM. Debove et Letulle sur « l'hypertrophie cardiaque de la néphrite interstitielle », (1880). Tandis que ces deux auteurs abordent ainsi l'étude de la sclérose du cœur, à propos de la pathologie spéciale de cet organe, M. Weigert et M. H. Martin sont amenés à s'occuper du même sujet, le premier à l'occasion de ses « recherches sur les processus de coagulation pathologique », le second en poursuivant ses travaux sur la pathogénie des « scléroses dystrophiques consécutives à l'endartérite oblitérante progressive. »

Pour M. Letulle, il se développe dans le cœur des individus atteints de lésions valvulaires, une sclérose qui résulte de proliférations cellulaires, soit périvasculaires, soit périfasciculaires. L'édification en est plus rapide quand le système artériel est malade. Dans tous les cas, la néoformation conjonctive a de graves conséquences, puisqu'elle met un terme à l'hypertrophie musculaire.

Dans la néphrite insterstitielle, les lésions scléreuses du myocarde, disent MM. Debove et Letulle, ne sont qu'une expression locale de la fibrose artério-capillaire de Gull et Sutton, dont le foyer principal a son siège dans le rein. Ici la sclérose est primitive et entraîne secondairement l'hypertrophie. Le mécanisme est celui de la périartérite et le point d'élection les piliers de lamitrale.

Quelles que soient les causes apparentes de sa formation, la sclérose du cœur, d'après M. Weigert, reconnaît toujours le même mécanisme. Ce mécanisme est celui de l'oblitération progressive des rameaux artériels coronaires. Tandis que la suppression brusque du cours du sang amène dans le myocarde la production d'un foyer nécrosique, sa diminution quantitative provoque la disparition des fibres musculaires et la formation ultérieure de « callosités ». (Schwielen.)

Ce sont des idées assez analogues en somme aux précédentes que défend M. H. Martin; mais de l'ensemble de ses publications se dégage un corps de doctrine et non plus un simple aperçu théorique.

Cette doctrine sera discutée très longuement à propos de la pathogénie de la cirrhose cardiaque. Rappelons seulement que M. H. Martin admet dans le cœur, comme dans les viscères, tout un groupe de scléroses reconnaissant pour cause efficace un état dystrophique lié à la sténose lente des petites artères. Tandis que sous l'influence de ces conditions de malnutrition les fibres myocardiques disparaissent, la trame conjonctive voit au contraire sa vitalité s'exalter et édifie un tissu fibroïde nouveau. Elle le fait, bénéficiant seule désormais des sucs nutritifs qu'il lui fallait partager auparavant avec l'élément noble. Un tel processus ne peut évidemment siéger à son début que le plus loin possible des vaisseaux de calibre. C'est en effet la topographie que M. H. Martin assigne à la sclérose du cœur.

TROISIÈME PÉRIODE. — Deux travaux d'ensemble marquent son début : le court mais substantiel article de M. Lancereaux (Anat. path., 1879) et la thèse de M. Juhel-Renoy, précédée d'un travail fait en collaboration avec M. Rigal (1881 et 1882).

Puis viennent une série de recherches dont les premières ont surtout trait à *l'anatomie pathologique* et à la *pathogénie*. Ce sont celles de MM. Ziegler (An. path.), Huber

(1882), Duplaix (1883), Leyden (1884), Byrom-Bramwell (1883), Demange (1886), Haushalter (1886), Hoffmann (1886), Letulle (1887), Weber (1887), Odriozola (1888). Nous y joindrons une note faite par *nous* en collaboration avec M. Letulle (1887) et certaines parties de « l'Etude sur l'inflammation » de M. Brault (1888).

Bien moins nombreux sont les travaux consacrés à *l'étiologie* et à la *clinique :* on ne trouve guère à citer que le mémoire de MM. Landouzy et Siredey (1885), d'une part, et les leçons de M. Huchard et de M. A. Robin, de l'autre.

Voyons rapidement ce qui ressort de ces diverses recherches.

M. Lancereaux donne comme caractères fondamentaux de la « myocardite scléreuse primitive » la lenteur de son évolution et sa tendance à déformer les cavités cardiaques. Il en fait une lésion d'origine inflammatoire due, tantôt à la propagation d'une endocardite ou d'une péricardite, tantôt à des causes encore très peu connues et au nombre desquelles figure l'alcoolisme. Puis, en quelques lignes, il en trace les principaux signes cliniques.

La myocardite scléreuse peut aussi succéder selon lui à un infarctus, quand celui-ci n'a pas entraîné la cardiorrhexie. Quant à l'influence de la syphilis sur la sclérose cardiaque, M. Lancereaux ne la considère point comme suffisamment démontrée.

M. Juhel-Renoy distingue également une « myocardite scléreuse primitive hypertrophique » et des myocardites scléreuses secondaires. La première est inflammatoire, périvasculaire et progressive, accompagnée d'atrophie et de dégénérescence graisseuse de la fibre. Les autres sont le propre des brightiques, des athéromateux, etc., et avant tout des valvulaires : « Pas d'asystolie sans cirrhose cardiaque. »

Les signes de la myocardite primitive sont étudiés avec soin; nous les mentionnerons plus tard en détail.

Le travail de M. Huber diffère essentiellement de ceux qui précèdent. C'est surtout un article à thèse où la description ne tient que peu de place; les observations, en effet, sont très résumées et presque toutes uniquement anatomo-pathologiques; enfin il n'y est rapporté, pour la sclérose, qu'un seul examen histologique d'une quinzaine de lignes.

Après avoir noté que la sclérose est toujours accompagnée de lésions artérielles, l'auteur cherche à démontrer qu'il n'y a pas là une simple coïncidence. Il cite alors certains faits d'infarctus cardiaques coexistant avec la thrombose des artères coronaires, et note dans ces cas la présence d'une dégénérescence hyaline de la fibre; or, cette dégénérescence, il l'a rencontrée aussi dans la sclérose jeune. Il en conclut que cette dernière n'est que le résultat d'une nécrose moléculaire. Sa cause doit donc être analogue à celle d'un infarctus, mais avec ischémie lente et portant sur un territoire limité.

Revenant à la description de la sclérose, l'auteur signale son identité de structure avec l'anévrysme du cœur, ses complications (thromboses pariétales et rupture), mais tout cela très brièvement. Il s'étend davantage sur l'hypertrophie cardiaque, qu'il attribue à l'artério-sclérose et aux lésions rénales concomitantes. Enfin, il constate le peu de valeur des données séméiologiques actuelles et signale un mode de terminaison de l'affection inconnu jusqu'alors : la mort rapide par phénomènes apoplectiformes avec intégrité de l'encéphale à l'autopsie.

Quelque temps après la publication du travail précédent

dans les *Archives de Virchow*, M. Ziegler y faisait paraître une courte note pour rappeler ses travaux sur la question, travaux dont M. Huber n'avait pas fait mention et qui se trouvent consignés dans son traité d'anatomie pathologique.

D'après M. Ziegler, le plus grand nombre des scléroses cardiaques sont d'origine ischémique, mais, moins exclusif que M. Weigert, il en admet aussi d'origine inflammatoire. Nous relaterons plus loin ses descriptions histologiques. Ce sont encore les plus complètes que nous possédions sur le sujet.

Tandis que M. Duplaix fait de l'artère atteinte d'endopériartérite le point central; l'axe de la lésion, M. Leyden ramène à nouveau tous les accidents à des questions d'oblitération vasculaire plus ou moins brusque. L'athérome des coronaires peut avoir, suivant lui, quatre conséquences différentes : l'intégrité du myocarde malgré de graves lésions artérielles — la myomalacie de Ziegler par thrombose rapide — la sclérose par rétrécissement lent — le mélange de myomalacie et de sclérose par association de leurs deux facteurs pathogéniques. Enfin la sclérose est susceptible de présenter trois formes : disséminée, confluente, anévrysmatique.

M. Byrom-Bramwell distingue un type chronique (myocardite fibreuse) et un type subaigu (myocardite avec dégénérescence granulo-graisseuse). Il est le premier, d'après M. Odriozola, à parler d'hypergénèse élastique, mais il en limite l'existence aux cas d'origine syphilitique.

Avec M. Demange (de Nancy) et son élève M. Haushalter, nous revenons à la périartérite. Le second de ces auteurs, dans sa thèse intéressante sur le cœur sénile, admet, en dehors de la sclérose, une dégénérescence graisseuse de la fibre musculaire cardiaque due non seulement à la fibrose mais encore à la sénilité.

A l'exemple de M. Leyden, M. Hoffmann fait de la sclérose une altération consécutive à l'atrophie et à la destruction ischémiques de l'élément contractile; il y a toujours, d'après lui, proportionnalité entre la lésion fasciculaire et la lésion artérielle. Il ajoute, point important, que l'affection est loin d'appartenir exclusivement à l'âge avancé.

Dans un travail présenté à la Société anatomique, M. Letulle étudie, sous le nom de « Plaques atrophiques », certains troubles qu'il attribue à l'artérite des coronaires. Voici en quoi consistent essentiellement ces modifications histologiques sur lesquelles nous reviendrons plus tard : les fibres myocardiques dégénèrent et disparaissent plus ou moins compltement, ne laissant à leur place que la trame conjonctivo-vasculaire qui les entoure. Supposons maintenant que dans ce reticulum quelques capillaires viennent à se transformer en blocs fibroïdes, et nous aurons la « sclérose molle » de M. Odriozola.

Cet auteur, dans une excellente thèse inspirée par M. Letulle et par un mémoire inédit de MM. Brault et Letulle, admet que la sclérose du cœur n'est qu'une des expressions de la sclérose artério-capillaire. La fibrose périartérielle est le résultat d'une périartérite — aussi est-elle inconstante comme cette dernière — la fibrose périfasciculaire est due, au contraire, à l'épaississement des capillaires et évolue de concert avec une atrophie granulo-pigmentaire de la fibre cardiaque.

Toutefois, avant d'abandonner la question, il semble bien difficile à M. Odriozola de ne pas faire jouer un rôle à la sclérose « molle » dans la pathogénie de la sclérose «dure ». Le tissu lâche que nous avons mentionné tout à l'heure, se tasserait en chassant les liquides qui l'imbibent et s'indurerait en se rétractant.

M. Weber, dont la thèse paraissait entre les deux travaux qui précèdent, décrit trois formes de scléroses cardiaques : une forme inflammatoire (qu'il met d'ailleurs au second plan), une forme dystrophique et une forme mixte. Il insiste sur la fréquence de l'endartérite oblitérante et sur deux lésions de la fibre cardiaque, l'une importante, dit-il : l'atrophie par compression mécanique; l'autre secondaire : la transformation hyaline. Localisation de l'artério-sclérose généralisée, la sclérose du myocarde n'est pour lui, comme pour son maître, M. Huchard, que l'artério-sclérose du cœur. Nous verrons ultérieurement si l'on peut admettre cette proposition ainsi formulée. Disons, dès maintenant, que, malheureusement, l'auteur paraît avoir surtout étudié la lésion dans les piliers de la mitrale et n'avoir eu sous les yeux que des altérations relativement peu étendues et d'ancienne date.

Nous mentionnerons simplement la note que *nous* avons faite en collaboration avec M. Letulle, et qui se rapporte à l'état du tissu élastique dans les scléroses du myocarde. Il s'agissait simplement d'établir que, dans la plupart de ces cas, il se produit à un moment donné un hypergenèse d'éléments élastiques, facile à déceler par la méthode de M. Balzer, et imprimant aux parties qui en sont le siège un caractère très particulier.

Terminons ce qui a trait aux recherches anatomo-pathologiques et pathogéniques, en résumant brièvement certains passages d'une étude de notre maître M. Brault, sur « l'Inflammation », passages qui se rapportent à la sclérose du cœur. Après avoir discuté les théories de l'athérome en général, l'auteur aborde la pathogénie de la sclérose dystrophique du myocarde telle que l'entend M. H. Martin. Il démontre d'abord que jamais une oblitération ne donne d'autre sclérose que la cicatrice d'un infarctus. Quant à la sténose artérielle, si elle siège dans une branche de fort calibre, son influence est nulle sur la vitalité des éléments musculaires. Si elle se produit au niveau des artérioles, elle ne représente que la réaction spéciale de ces organes vis-à-vis d'une cause qui amène en même temps la sclérose par irritation conjuguée des fibres cardiaques, des capillaires et de la trame connective.

Passons maintenant au groupe des recherches *étiologiques* et *cliniques*. Déjà en 1860 M. Virchow écrivait que la syphilis n'était pas sans influence sur la production de certaines myocardites. Plus tard M. le Pr Brouardel insistait sur l'importance que pourraient avoir à ce point de vue la variole et l'infection purulente. On sait que Gueneau de Mussy et M. Besnier ont fait les mêmes remarques pour ce qui concerne le rhumatisme articulaire aigu. Mais, il faut bien le dire, aucun travail d'ensemble n'avait paru sur la question avant le mémoire de notre maître M. Landouzy et de M. Siredey (1885). C'est donc à eux que revient l'honneur d'avoir comblé cette lacune en montrant les rapports de certaines maladies infectieuses : scarlatine, variole et surtout fièvre typhoïde, avec l'induration myocardique.

De son côté, dans une série de publications que résume un chapitre de ses lésions sur les affections du cœur et des vaisseaux (1889), M. Huchard chercha à fixer la symptomatologie de la sclérose du cœur esquissée déjà par MM. Rigal et Juhel-Renoy. Se basant sur l'hypothèse de M. H. Martin, il assigne à la sclérose cardiaque trois périodes : artérielle, cardio-artérielle et mitro-artérielle. Il montre ensuite combien peuvent différer les manifestations dominantes de l'affection et se trouve amené à décrire certaines formes sur lesquelles nous reviendrons plus tard.

II

L'historique qui précède nous montre qu'on a décrit *trois sortes* de scléroses cardiaques : les unes résultant de *causes infectieuses connues*, les autres liées aux *hypertrophies secondaires*, les dernières enfin inséparables de *l'artério-sclérose* des auteurs.

Nous n'avons pas rencontré de cas ressortissant au premier groupe. Aussi éviterons-nous d'en parler. Du reste nous ne connaissons point de fait de cet ordre répondant par ses caractères anatomo-cliniques au type que nous nous proposons d'établir dans ce travail.

Pareillement nous ne dirons rien de la sclérose envisagée dans ses rapports avec les hypertrophies secondaires, et voici pourquoi. D'une part, des recherches que nous publierons sous peu nous ont démontré que chez les asystoliques classiques l'induration myocardique peut faire *absolument* défaut, contrairement à l'opinion de certains auteurs. D'autre part, la question de l'hypertrophie d'origine rénale est inséparable de la question encore plus obscure du mal de Bright et ne saurait être utilement abordée à l'état isolé.

Reste donc la sclérose cardiaque des artério-scléreux. C'est à celle-ci que se rattachent les cas que nous avons étudiés.

Mais chez les artério-scléreux on peut rencontrer deux sortes de cirrhoses myocardiques.

Anatomiquement, à côté de *grandes scléroses* visibles à l'œil nu, et suggérant d'emblée l'idée d'une lésion grave, il existe des *formes atténuées*, très limitées, qui parfois même ne se révèlent qu'à l'examen microscpique.

Histologiquement, les *premières* se montrent avec des aspects très variés suivant les points envisagés, aspects qui répondent aux différentes étapes d'une altération que nous avons pu reconstituer en entier; les *secondes* au contraire ne diffèrent guère d'une région à une autre; elles sont arrivées depuis un certain temps au terme de leur évolution, elles sont *éteintes* pour ainsi dire.

Cliniquement, dans un cas le malade est mort par le cœur; dans l'autre il a succombé à une affection quelconque n'ayant rien à voir avec l'état de son myocarde.

III

En somme, chez des individus dont le système artériel est malade on peut rencontrer : ou bien des *grandes scléroses* mortelles par elles-mêmes ou bien des *scléroses d'importance minime sinon nulle*. Ces différences n'ont rien qui puisse étonner si on se rappelle combien est vague et mal défini le mot d'artério-sclérose.

Laissant donc de côté les formes atténuées, nous diviserons comme il suit notre travail :

Après avoir indiqué brièvement les *procédés techniques* que nous avons employés, nous consacrerons quelques pages à la *topographie histologique* du myocarde telle que nous avons tenté de l'établir par l'examen répété des diverses régions de cœurs absolument sains. Cette topographie est indispensable à connaître pour se rendre un compte exact du siège et de l'évolution des lésions.

Puis nous aborderons *l'étude anatomique* que nous avons faite à l'aide de coupes très nombreuses pratiquées dans les différentes parties du cœur. Nous avons dû, à cet effet, nous limiter à un nombre restreint de cas; mais, par contre, il nous a été possible de reconstituer ainsi *dans un même organe* la suite des étapes morphologiques qui séparent la sclérose constituée de ses phases les plus jeunes.

Ceci nous conduira à *l'histogénie* et à la *pathogénie*, que nous discuterons en nous limitant strictement à notre sujet : la sclérose *dans le myocarde.*

Enfin, pour mieux mettre en relief la physionomie propre de la lésion cirrhotique, nous étudierons dans un court chapitre les *connexions* qu'elle affecte avec l'anévrysme partiel et le « cœur sénile. »

C'est alors que nous pourrons passer en revue la série des *symptômes* attribués à la sclérose cardiaque et dire quelques mots de son *étiologie* encore si obscure.

CHAPITRE II

Technique — Topographie histologique du myocarde.

I

La *technique* que nous avons constamment suivie dans le cours de nos recherches est la suivante :

Après avoir procédé aussi complètement que possible à *l'examen macroscopique*, en suivant la méthode recommandée par notre maître M. le Pr Cornil, on suspend chaque cœur en entier dans un grand flacon rempli soit de liqueur de Müller, soit de *bichromate* de potasse à 2 o/o. Il est indifférent d'employer l'une ou l'autre de ces solutions, pourvu qu'on les renouvelle deux ou trois fois (en été il peut être nécessaire de répéter cette opération plus souvent encore). Au bout de trois semaines environ, la fixation est terminée. L'organe est alors transporté dans du *vieil alcool* (alcool ayant déjà servi à durcir d'autres pièces anatomiques), que l'on change à deux ou trois reprises. L'avantage de ce vieil alcool est double : d'une part, saturé de matières albuminoïdes, il s'oppose à l'issue de celles que renferme le tissu qu'on y plonge et par conséquent favorise le durcissement ; d'autre part, contenant une certaine quantité d'eau, il permet aux liquides chromiques de s'y dissoudre en totalité. Ajoutons (ce qui a moins d'importance ici que pour les pièces fraîches) qu'il ne déforme pas les éléments anatomiques.

C'est donc un réactif à la fois économique et précieux. Il nous a été indiqué par notre excellent maître M. Gombault. Nous avons vu aussi fréquemment M. Sabourin y avoir recours pour la fixation et le durcissement des scléroses hépatiques. Il va sans dire qu'on peut toujours compléter, au cas échéant, le durcissement par l'alcool ordinaire.

Nous devons maintenant dire pourquoi nous avons employé exclusivement (ou à peu près) les chromates. Les raisons en sont multiples. D'abord, désirant étudier des cœurs entiers par les méthodes des coupes multiples, il nous aurait fallu un nombre exagéré de litres d'alcool, ce qu'il importait d'éviter; puis nous tenions avant tout à employer un réactif qui permît de conserver les hématies et dessinât par là-même la totalité du réseau capillaire dans les foyers scléreux; enfin le bichromate de potasse est, on le sait, un excellent fixateur, non seulement pour les albuminoïdes, mais encore pour les matières grasses; seul, il favorise, comme l'a démontré notre ami Achard, la coloration de celles-ci par certaines substances d'un emploi facile et d'une élection parfaite.

Le cœur étant suffisamment durci, on pratique une coupe horizontale passant par la partie moyenne des ventricules. La moitié inférieure de ceux-ci et de la cloison est alors divisée en un *nombre suffisant de fragments* orientés les uns horizontalement, les autres verticalement (ou obliquement si besoin est). On les numérote exactement et l'on opère de même pour la moitié supérieure des ventricules et de la cloison, en ayant soin de ne pas oublier les muscles papillaires. Enfin, des morceaux des oreillettes, des auricules, de la cloison interauriculaire et de région d'origine des artères aorte et pulmonaire sont également prélevés.

Tous ces fragments, choisis le plus grand possible (avec

les microtomes et les rasoirs dont on dispose actuellement dans les laboratoires, il est facile de pratiquer de vastes coupes, les seules bonnes pour faire de la topographie) sont collés sur des cubes de liège avec du collodion. Ce liquide a sur les solutions de gomme l'avantage de ne pas émousser le tranchant des rasoirs.

Les coupes, une fois faites, sont colorées diversement. Le *picrocarmin*, le *carmin et l'hématoxyline* et *l'éosine hématoxylique*, restent toujours les trois *réactifs fondamentaux*. Les carmins au borax ou à l'alun pourront, si l'on veut, être substitués à l'hématoxyline.

Comme *méthodes spéciales* nous ne citerons que celles qui sont indispensables, c'est-à-dire *l'acide osmique* pour rechercher les gouttelettes graisseuses et *l'éosine et la potasse* (méthode de M. Balzer) pour l'étude des fibres élastiques.

II

Le myocarde se compose essentiellement de fibres musculaires disposées en faisceaux, et d'un stroma conjonctivo-vasculaire. Nous ne dirons rien des fibres elles-mêmes, aujourd'hui bien connues dans leur structure; par contre, nous décrirons le mode d'intrication des faisceaux qui constitue, à proprement parler, la *topographie histologique* des parois cardiaques. Puis nous rappelons en quelques mots la *disposition de la trame connective* et des *vaisseaux*.

La *topographie histologique* des parois, un peu négligée par les auteurs, varie selon les points qu'on envisage.

1° Ventricule gauche. — Une *coupe, verticale* ou *horizontale*, pratiquée à la *partie moyenne* de sa hauteur, offre, en dehors de la *graisse sous-épicardique*, *deux couches* superposées : l'une externe (représentant le tiers de l'épaisseur de la paroi), formée de fibres verticales ; l'autre interne (deux fois plus développée), formée de fibresà direction d'abord transversale, puis d'autant plus oblique qu'on se rapproche de l'endocarde. Tandis que la première couche comprend des éléments tassés, et incomplètement divisés en faisceaux par les gaines vasculaires (comme cela a lieu par exemple pour le parenchyme hépatique dont les lobules ne sont nettement limités qu'au niveau de leurs angles), la seconde montre des faisceaux qu'isolent des *fissures* simples ou ramifiées, isolées ou anastomosées. Ces fissures contiennent un tissu cellulaire excessivement lâche, dans lequel cheminent des capillaires ou des vaisseaux le plus souvent insignifiants. Voici pour la *paroi;* quant aux *piliers*, ils se composent uniquement de fibres verticales serrées les unes contre les autres.

La disposition que nous venons d'indiquer se modifie à la *partie supérieure* et la *partie inférieure* du ventricule. Plus on descend, en effet, et plus la couche externe diminue ; à deux ou trois centimètres de la pointe, elle a totalement disparu. Pareille modification se produit au niveau de l'anneau mitral, dont le tissu fibreux, épanoui en pinceau, se continue plutôt avec l'endocarde qu'avec la trame connective du myocarde. Notons encore dans les deux régions précédentes : l'épaisseur plus grande de l'adeps superficiel et le caractère plus dense des gaines vasculaires.

Il convient de ne pas prendre cette seconde disposition pour une lésion scléreuse.

2° VENTRICULE DROIT. — *Deux points* le différencient du gauche : le développement plus marqué du pannicule sous-épicardique et l'absence presque constante de la couche externe des fibres verticales.

3° Cloison des ventricules. — *A mi-hauteur,* elle se compose d'un stratum médian de fibres antéro-postérieures, continues en avant et en arrière avec les faisceaux ventricuaires droits et gauches, mais surtout avec ces derniers. Ce stratum se bifurque donc à ses extrémités. La division antérieure affleure de très près au péricarde viscéral ; la division postérieure en reste séparée par un espace triangulaire rempli de fibres diversement intriquées, espace limité en arrière par une bandelette transversale qui représente la base du triangle. De chaque côté du tractus médian se détachent des fibres obliques décomposées en blocs par des fissures. Celles-ci forment toutes avec l'axe antéro-postérieur un angle ouvert en arrière. Quant aux *piliers* adhérents à chaque face de la cloison, ils ne possèdent, comme tous les reliefs charnus, que des faisceaux à direction verticale.

A sa *partie supérieure,* le septum se comporte vis-à-vis de la fosse d'Alvarenga, comme les parois des ventricules vis-à-vis des anneaux fibreux. A sa *partie inférieure,* il est reçu dans une anse musculaire dont la concavité regarde en haut.

Oreillettes. — Leur structure varie considérablement suivant les régions. La cause en paraît résider dans la présence des sphincters péri-veineux. Néanmoins, on peut dire que, le *plus souvent,* toute paroi auriculaire comprend une *zone* de *fibres verticales* sous-endocardiques et une *zone* de *fibres transversales,* ou *obliques* sous-épicardiques. La première se modifie surtout près de l'embouchure des troncs caves et pulmonaires, la seconde s'épaissit constamment lorsque la face interne de l'oreillette se couvre de trabécules musculaires.

Les *auricules* offrent aussi deux couches : l'une externe,

variable dans son importance et sa direction, l'autre interne, formée de petits piliers à fibres toujours verticales.

Les données qui précèdent suffisent pour permettre de *lire* aisément toutes les coupes pratiquées dans les parois cardiaques.

Nous y ajouterons, pour terminer, quelques réflexions sur la charpente connective du myocarde et sur les vaisseaux.

Le stroma conjonctif forme un *reticulum* inséré d'une part sur les gaines vasculaires et le bord des fissures, confondu d'autre part avec l'épicarde, au niveau duquel il se dissocie, et avec l'endocarde, sous lequel il se condense. Ce réseau se compose de travées épaissies à leurs points de jonction, ou nœuds, et circonscrivant des cavités. Les *travées*, constituées par un tissu presque hyalin, c'est-à-dire sans structure fibrillaire bien nette, montrent dans leur épaisseur quelques cellules fixes. Les *nœuds* sont occupés par les capillaires. Enfin, les *cavités*, tapissées d'un endothélium, renferment les fibres musculaires, dépourvues, comme on le sait, de sarcolemme.

Toutes ces particularités, faciles à constater sur les coupes de myocarde pinceauté, se trouvent très élégamment schématisées dans la lésion que nous décrirons sous le nom d'*état réticulaire*.

Parmi les gaines vasculaires, les plus grandes sont artério-veineuses, les autres artérielles ou veineuses (avec prédominance de ces dernières); toutes représentent des colonnettes décroissant assez lentement de volume et émettant relativement peu de branches. Aussi, leur forme, en section transversale, est-elle lancéolée à extrémités courtes et grosses et non stellaire avec des pointes longues et aiguës. Le tissu conjonctif qui les constitue, modéremment tassé, contient des cellules adipeuses dans toutes les gaines importantes et dans une quantité de petites gaines du cœur droit.

Tandis que, par le peu de rameaux qui en naissent, les vaisseaux ne décomposent que très vaguement les fibres musculaires en faisceaux, les fissures les séparent nettement en blocs distincts. Ces fissures répondent à une raréfaction extrême du stroma connectif, mais les bords qui les limitent sont au contraire très condensés.

De chaque côté des artères de petit et de moyen calibre, et, çà et là, entre les éléments myocardiques, se rencontrent de fines colonnettes fibroïdes qui semblent jouer le rôle de tendons histologiques. Ces colonnettes, assez abondantes dans les piliers, au sommet des ventricules et près des anneaux, se montrent excessivement nombreuses dans les reliefs charnus des oreillettes et des auricules et pourraient fort bien en imposer pour des tractus scléreux.

Tels sont les quelques points d'anatomie normale, laissés dans l'ombre par les auteurs, dont nous désirons dire un mot avant d'aborder l'étude des grandes scléroses cardiaques.

CHAPITRE III

Anatomie pathologique. — Parallèle de nos recherches et des descriptions données par les auteurs

A. — Étude macroscopique

Le cœur, dans les grandes scléroses, est toujours augmenté de volume, fréquemment très hypertrophié. Cette hypertrophie porte sur les deux ventricules; et le gauche n'est pas, toutes proportions gardées, sensiblement plus atteint que l'autre, quoi qu'on en ait dit. Le poids dépasse 400 gr.; on peut ajouter qu'il les dépasse souvent de beaucoup. Enfin la *forme* varie avec le degré de dilatation concomitante.

L'aspect extérieur ne révèle qu'une adipose sous-épicardique en général modérée et offrant la topographie décrite par Laënnec. L'*examen intérieur des cavités*, en supposant, bien entendu, l'absence de toute lésion valvulaire, indique constamment l'hypertrophie du système trabéculo-papillaire et aussi, dans bien des cas, certaines altérations de l'endocarde sur lesquelles nous reviendrons.

Tout l'intérêt se concentre donc autour de l'étude des *parois* cardiaques. Épaissies, fermes, brun rougeâtre dans les parties saines (avec une apparence luisante spéciale quand le sujet est très infiltré), elles sont au contraire plus ou moins amincies et diversement modifiées au niveau des points malades.

Ces points répondent à la présence de *foyers* dont la forme varie suivant le sens dans lequel le couteau les a sectionnés. Vus *en travers*, ce sont des îlots étoilés qui peuvent se réunir par leurs branches et intercepter ainsi des espaces où le tissu cardiaque demeure indemne.

Examinés *en long*, ils affectent la disposition de tractus qui s'intriquent intimement à leurs extrémités avec les faisceaux myocardiques voisins, rappelant assez bien les intersections aponévrotiques de quelques muscles. Dans les deux cas, la confluence peut être suffisante pour qu'en plusieurs points la sclérose s'étende de l'endocarde au péricarde, et cela sur une longueur d'un à trois centimètres, parfois davantage.

Cette *sclérose*, lorsqu'elle a atteint son *état parfait*, revêt des caractères bien connus : sa couleur est blanc bleuâtre, avec un éclat nacré ; sa consistance ferme, dure, tendineuse, et sa rétractilité telle que les parties restées saines font une certaine saillie au-dessus de la surface de section. En comprimant alors la paroi entre les doigts, on fait sourdre une gouttelette de sang du milieu de certains îlots respectés par la lésion (indice de la présence de gros troncs veineux), tandis que le centre des autres montre un vaisseau béant (artère de calibre). Inutile d'ajouter que les îlots saillants sont à la cirrhose cardiaque ce que sont les granulations à la cirrhose hépatique et à la néphrite interstitielle.

La sclérose parfaite, qui vient d'être décrite, n'est pas la seule altération qu'on rencontre sur les cœurs que nous étudions. A côté d'elle, l'accompagnant ou la dominant suivant les cas, se voit une *autre lésion*, semblable dans la forme de ses foyers, mais différente par leur apparence.

Il s'agit d'un tissu blanc jaunâtre ou blanc grisâtre, mat et humide à la coupe, non déprimé au-dessous du myocarde ambiant ou compris dans son intérieur, et n'entraînant jamais l'amincissement de la paroi, quelle que soit l'étendue dans laquelle il l'a envahie. Ce tissu, qui rappelle celui de quelques cirrhoses du foie par sa mollesse et la propriété qu'il a de se laisser étirer et plier dans une certaine mesure, se relie à la sclérose type par une série d'intermédiaires. Il a été vu et décrit par M. Ziegler et par M. Letulle, comme lié à l'ischémie cardiaque. Le premier de ces auteurs en a même mentionné une variante : la *forme hémorragique* caractérisée par une coloration franchement rouge au début, puis simplement rouillée.

L'histologie nous apprendra plus tard ce que sont ces foyers mous et ces foyers fibreux. Pour le moment, il nous reste à indiquer leur *répartition* dans les diverses régions du cœur.

Un fait, connu depuis Morgagni et bien mis en relief par Hamernjk, c'est la prédominance des lésions dans le ventricule gauche. Il y a à cet égard une véritable loi bien exposée par les auteurs allemands contemporains. Elle s'étend à diverses altérations qui affectent avec la sclérose les rapports les plus intimes (athérome coronaire, anévrysme partiel, cardiorrhexie), et spécifie nettement que, dans le ventricule gauche, la moitié inférieure constitue en réalité le véritable lieu d'élection pathologique.

Mais dans quelle partie de ce lieu d'élection se produisent de préférence les plaques scléreuses ? est-ce au niveau des piliers, de la pointe ou du reste de la paroi? A cet égard les affirmations les plus contradictoires ont été formulées, mais en général sans observations à l'appui. Ce qui nous paraît résulter de l'ensemble des faits que nous avons étudiés, c'est la possibilité d'une immunité complète des piliers coïncidant avec de graves lésions pariétales. Nous avons d'ailleurs entendu notre excellent maître M. Gombault émettre une semblable opinion dans ses leçons. Après le ventricule gauche et les points correspondants de la cloison interventriculaire, la région la plus fréquemment atteinte est le ventricule droit. Mais il faut noter qu'il y a toujours une différence considérable entre l'intensité de l'altération en ce dernier endroit et celle qu'elle revêt au sein des parois de la cavité voisine.

Quant aux oreillettes et notamment à l'oreillette droite, elles se montrent en général saines ou fort peu malades.

Telles sont les lésions par lesquelles se révèle à l'œil nu la grande sclérose myocardique. A côté d'elles s'en trouvent d'autres jadis inobservées mais qu'il n'est pas permis aujourd'hui de négliger, nous voulons parler de celles des coronaires et de l'endocarde.

Tandis que les gros troncs veineux restent toujours indemnes, les *artères cardiaques* sont constamment le siège de dépôts athéromateux, en général très abondants et prédominant au niveau du système coronaire gauche ou antérieur.

L'*endocarde* est presque toujours (nous serions tenté de dire toujours) atteint. Tantôt ce sont de simples épaississements scléreux qu'il présente; ailleurs on rencontre une tuméfaction plus considérable et plus étendue de la séreuse, donnant insertion à des caillots anciens. Si ceux-ci sont déjà en voie d'organisation avancée, la limite entre eux et la membrane qui les supporte est impossible à déterminer macroscopiquement. Nous n'insisterons pas davantage sur cette description qui prouve assez la difficulté de séparer anatomiquement les grandes scléroses de l'anévrysme partiel. On voit, en effet, dans le premier cas comme dans le second, les altérations de l'endocarde prédominer au point où la paroi a le plus souffert.

Parallèlement aux modifications du cœur et de ses vaisseaux, l'autopsie montre, chez les sujets atteints de sclérose du myocarde, des lésions de l'arbre artériel et des principaux organes.

L'endartérite des *grosses artères* est de règle, mais avec des différences topographiques très marquées suivant les cas. Les mêmes réflexions s'appliquent aux artères viscérales.

Les *reins* sont loin d'être toujours contractés. Nous verrons plus tard que pour établir notre description clinique, nous avons utilisé uniquement les observations où ces glandes offraient un volume au moins normal. Il n'est pas rare, en effet, de les voir volumineuses, congestionnées et œdématiées, présenter tous les caractères de reins cyanotiques avec lesquels meurent les mitraux et les pulmonaires.

Le *foie* offre ordinairement l'aspect muscade; sa consistance peut être augmentée; son volume n'est jamais exagéré.

Enfin, dans la rate, les reins, le cerveau, on rencontre souvent des *infarctus*. L'*apoplexie pulmonaire*, elle aussi, est fréquente. De telle sorte qu'après le rétrécissement auriculo-ventriculaire gauche, la grande sclérose du cœur constitue, par les lésions endocardiques concomitantes, la source la plus importante des embolies constatées à l'amphithéâtre.

B. — Étude microscopique

Nous les exposerons en nous basant *exclusivement* sur nos recherches personnelles. Après quoi nous passerons en revue les quelques descriptions données par les auteurs, descriptions qui ne s'appliquent le plus souvent qu'à l'une des phases de l'évolution scléreuse.

Pour reconstituer celle-ci dans son ensemble, nous avons comparé entre elles plusieurs centaines de préparations appartenant soit aux mêmes organes, soit à des organes différents; et, dans un cas comme dans l'autre, il nous a été facile de remonter ainsi de la fibrose parfaite à des stades de plus en plus jeunes.

Quel que soit son âge, la sclérose se présente toujours sous forme de *foyers;* mais ceux-ci peuvent être *isolés* ou *confluents.* Nous choisirons les premiers pour l'étude histogénique, à cause de leur faible volume et de leur exacte limitation. Les seconds, au contraire, nous serviront à décrire la topographie générale de la lésion; les altérations vasculaires et endocardiques qui l'accompagnent; l'état du myocarde compris dans le tissu malade ou situé plus ou moins loin de sa périphérie; enfin, certains accidents de la sclérogenèse appartenant spécialement aux grands îlots. Nous terminerons notre description histologique par l'étude d'une forme spéciale de la sclérose que nous appellerons *périfasciculaire* et qui, disons-le de suite, ne représente qu'une lésion accessoire et sans importance.

a) Étude des foyers isolés

Toujours trop petits pour être aisément visibles à l'œil nu, ces foyers sont *caractérisés* par l'absence de toute branche vasculaire de calibre dans leur intérieur. Leur *volume* est sujet à d'assez grandes variations : aussi, ne chercherons-nous pas à le définir exactement. Répondant ici à quatre ou cinq fibres myocardiques, ils pourront tenir ailleurs la place d'une cinquantaine de ces éléments et même davantage. Leur *direction* est toujours celle des faisceaux auxquels ils se sont substitués. Enfin, ils siègent dans la règle aussi loin que possible des gros *vaisseaux* (et non pas seulement des *artères* comme on l'a dit). Cependant, contrairement à l'opinion courante, il s'en trouve également au voisinage immédiat des gaines vasculaires. Fréquemment sous-épicardiques, mais occupant plus souvent encore les régions profondes, ils n'atteignent jamais l'endocarde, dont les sépare constamment un liséré de tissu sain (exceptionnellement ce liséré peut se disloquer *en partie* quand l'endocarde est très malade) — et cela aussi bien dans la paroi que dans les piliers.

Leur *forme* est polyédrique au début, étoilée quand ils ont acquis leur complet développement. Autant qu'on peut en juger par l'examen de nombreux îlots, leur longueur l'emporte sur leur diamètre.

Envisagés dans leur *évolution*, les foyers que nous étudions montrent *quatre phases* principales insensiblement reliées entre elles par des étapes intermédiaires. Ces quatre phases sont : la dégénération granulo-fragmentaire, l'état réticulaire, la sclérose molle et la sclérose dure. Nous allons en donner immédiatement la description.

I

Dégénération granulo-fragmentaire. — Supposons une *coupe transversale.* Sur le tissu myocardique sain, coloré par le picrocarmin en rouge orangé, se détache un îlot plus foncé, terre de Sienne brûlée, constitué par des fibres diminuées dans leur volume et privées de noyaux. Entre elles aucune modification appréciable des capillaires ou de la charpente connective.

L'aspect est le même *en long ;* mais ici on peut mieux étudier l'altération des éléments musculaires. Ceux-ci se montrent obscurcis par des granulations très fines, non colorées par l'osmium, insolubles dans l'acide acétique (après l'action du liquide de Müller, il est vrai), et abondamment répandues. Il n'est pas rare que toute trace de striation ait disparu.

Telle est la dégénération granulo-fragmentaire à son début, à sa période granuleuse si l'on veut. Bientôt l'*apparence change :* les fibres se fragmentent, se fissurent irrégulièrement, éclatent et mettent en liberté leur pigment. Si nous reprenons alors notre coupe transversale, nous y voyons les logettes myocardiques remplies de débris variés : les uns rappellent encore les contours de la cellule cardiaque, les autres forment des anneaux brisés pleins ou vides, d'autres enfin n'offrent plus qu'un amas de substance musculaire méconnaissable.

A mesure que la fragmentation se poursuit, les produits de désintégration auxquels elle donne naissance sont résorbés (à l'exception du pigment toutefois). Pendant toute la durée de ce travail, on ne constate aucun phénomène de diapédèse et le calibre des capillaires demeure normal.

II

État réticulaire. — Lorsque toutes les fibres d'un îlot ont disparu par le mécanisme précédent, celui-ci donne exactement l'*image* du *myocarde traité par le pinceau.* C'est surtout sur les *sections transversales* que l'analogie est frappante. L'ensemble du foyer apparaît alors avec une coloration blanc grisâtre, ponctuée de vert (la ponctuation, est-il besoin de le dire, est due à la coupe optique des capillaires remplis de sang). Les alvéoles normaux se sont simplement un peu tassés; dans leur cavité flottent des granulations pigmentaires agglutinées en petits amas, et çà et là quelques rares leucocytes, dont la présence est des plus inconstantes. Les cellules fixes ont gardé leur disposition accoutumée, de telle sorte que la lésion affecte un caractère de simplicité et de netteté bien spécial.

Vues en long, les régions où règne l'état réticulaire ne montrent aucune particularité nouvelle; la disposition générale est même bien moins frappante que tout à l'heure.

III

Sclérose molle. — On passe de la phase réticulaire à la sclérose molle de la façon suivante : la paroi des logettes périmusculaires s'épaissit, puis acquiert la propriété de se colorer pour le carmin; les alvéoles s'aplatissent, s'allongent, deviennent irrégulièrement losangiques et finalement se trouvent réduites à l'état de simples fissures.

En même temps, le pigment diminue de quantité et la paroi des capillaires se confond avec le tissu fibroïde voisin, sans que la lumière subisse de sténose appréciable; les cellules interstitielles ne sont nullement modifiées. A ce moment la sclérose molle est constituée. Sur une *coupe transversale*, les foyers qui en sont le siège montrent une teinte rose uniforme, semée d'un pointillé vert régulier.

Une *coupe longitudinale* au contraire offre l'aspect d'une série de faisceaux roses, ondulés en général, plus ou moins fibrillaires, entre lesquels chemine un réseau capillaire à direction également longitudinale. (A un faible grossissement, l'apparence que donne le picrocarmin est celle d'un fond rose strié de vert.) Alternant avec ce réseau, se voient des files de cellules fusiformes et de blocs pigmentaires.

IV

Sclérose dure. — Lorsque les fissures, dernier vestige des alvéoles myocardiques, ont absolument disparu, les capillaires ne tardent pas à subir le même sort. On les voit se rétrécir concentriquement de dehors en dedans et se fondre ainsi peu à peu avec le reste du tissu scléreux. La sclérogénèse est alors terminée. A cette dernière étape de son évolution (sclérose dure), sa structure est encore plus simple qu'aux autres phases.

Vue en *travers*, elle se montre constituée par une série de blocs fibroïdes, arrondis ou ovalaires, très réfringents, et prenant fortement le carmin; un trait plus sombre les sépare les uns des autres quand l'ensemble de la préparation est au point. Çà et là, entre ces blocs fibroïdes, se trouvent des cellules fixes analogues à celles des tendons comme nombre et comme apparence, et des amas pigmentaires petits et rares.

Les *coupes longitudinales* donnent, pour chaque îlot, l'image d'une bande homogène (non fibrillaire) rose vif, sur laquelle se détachent des séries clairsemées de cellules fusiformes et de granulations pigmentaires.

Tout foyer de sclérose dure *normale* contient une certaine proportion d'*éléments élastiques*. Ceux-ci demandent une assez grande attention pour être distingués après l'emploi du picrocarmin, mais, par contre, la méthode de M. Balzer en simplifie la recherche et en schématise élégamment la disposition. Voici ce que révèlent l'éosine et la potasse sur une section transversale : dans l'aire des blocs fibroïdes à peine colorés en rose, et dans les parties sombres qui les limitent les uns des autres, apparaît un pointillé discret, d'un très beau violet et d'une réfringence supérieure à celle du tissu scléreux lui-même. .Ce pointillé répond à la coupe de fibrilles élastiques. Appliquée à l'étude d'un îlot orienté longitudinalement, la méthode de M. Balzer montre des fibres et non plus des points au sein des colonnettes et dans leur intervalle.

V

Lorsqu'on suit la marche de la sclérose dans des *foyers dont le volume n'est pas très petit*, on observe communément un *retard des parties centrales* sur la périphérie. Ce retard est difficile à constater avant la troisième phase, parce que la dégénération granulo-fragmentaire et la transformation réticulaire se mélangent souvent intimement, donnant l'impression de stades à évolution rapide. Par contre, à partir de la sclérose molle on le rencontre fréquemment, et il acquiert son caractère le plus frappant à la période de sclérose dure. Celle-ci lui est ainsi redevable d'une série de *variantes* les unes à peine anormales, les autres franchement aberrantes. Nous en décrirons quatre. Dans la *première*, l'îlot malade montre une circonférence arrivée à son développement parfait, tandis que le centre n'est encore qu'à l'état de sclérose molle. Les vaisseaux, limités exclusivement à cette dernière partie, sont anormalement dilatés et entourés de quelques leucocytes. Dans une *seconde* variété, le foyer possède trois régions qui répondent de dehors en dedans aux quatrième, troisième et deuxième phases. Au milieu de la zone scléreuse, on rencontre alors comme tout à l'heure une ectasie capillaire très marquée, mais il s'y joint en plus un épaississement de la paroi vasculaire. Qu'on suppose maintenant au centre de cet îlot un petit groupe de cellules graisseuses, et l'on aura le *troisième* type ou « foyer adipeux » (c'est du moins le nom que nous proposons de lui donner). Le *quatrième*, ou «foyer élastique »,est constitué par l'accumulation d'éléments élastiques au milieu d'une plaque de sclérose dure. Or celle-ci peut être régulière ou irrégulière : d'où deux apparences différentes. Dans le premier cas,les coupes transversales révèlent la présence d'un riche piqueté qui obscurcit l'aire des blocs fibroïdes, tandis que les sections longitudinales montrent une série de stries parallèles et serrées,qui semblent surajoutées à la préparation tant elles se détachent nettement sur les nattes scléreuses. Dans le second cas, on remarque que l'hypergenèse se limite autour des vaisseaux centraux *ectasiés* de la zone cirrhotique.

La dilatation capillaire prolongée paraît bien être la cause essentielle du dépôt élastique, car toutes les fois qu'elle se manifeste dans un îlot de sclérose dure, ce dépôt se produit invariablement, bien qu'avec certaines différences quantitatives.

En terminant l'étude des foyers isolés, nous devons mentionner un fait qui a son importance : c'est la *persistance de fibres musculaires* plus ou moins nombreuses au *sein des parties malades*, et cela quelle que soit la phase de l'évolution scléreuse à laquelle on se trouve.

Quant aux *lésions des éléments myocardiques* à la périphérie et au centre des petits îlots cirrhotiques, elles ne diffèrent pas essentiellement de celles qui seront étudiées à propos des plaques plus étendues. Toutefois elles se montrent en général moins intenses et moins répandues.

b) ÉTUDE DES GRANDS FOYERS

A leur description se rattachent, avons-nous dit, un certain nombre de points importants : la topographie de la sclérose, les altérations vasculaires et endocardiques, les modifications du myocarde voisin ou éloigné, enfin les accidents de la sclérogénèse. Ce sont tous ces points que nous allons successivement passer en revue.

I

Topographie de la sclérose. — Rien de plus commode que de s'en rendre immédiatement compte pour les petits îlots qui nous ont occupé jusqu'ici. Rien de plus incommode en apparence que de s'en faire une idée nette pour les grandes plaques cirrhotiques. Et cependant la loi de distribution est la même dans les deux cas; seulement, dans le second, la variété d'aspect que montrent souvent des parties contiguës, jointe à la difficulté de s'orienter au milieu de l'intrication des faisceaux myocardiques, déconcerte absolument celui qui n'est pas déjà en possession de certaines données plus simples.

Afin de présenter aussi clairement que possible l'histoire des grands foyers, qui constituent en somme la *grosse lésion* de la sclérose cardiaque, nous diviserons ceux-ci en deux groupes, suivant qu'ils sont homogènes ou hétérogènes.

Les *foyers homogènes* sont ceux dans lesquels l'évolution cirrhotique a atteint partout le même degré ou à peu près. On peut en décrire trois types correspondant respectivement aux phases d'état réticulaire, de sclérose molle et de sclérose dure. Quant à la dégénérescence granulo-fragmentaire, nous ne l'avons jamais observée sur une étendue bien considérable, ce qui concorde avec la conception que nous nous faisons de sa marche rapide. (*Ubi suprà :* Foyers isolés, V.)

Soit donc un *grand foyer d'état réticulaire*. Ce qui frappe tout d'abord, à un faible grossissement, c'est l'abondance de ce tissu singulier que nous avons comparé au myocarde pinceauté. Sur ce fond blanc grisâtre, ponctué ou strié de vert, et dont nous ne recommencerons pas ici la description, se détachent des *blocs de fibres* plus ou moins sains et des *vaisseaux* de calibre. Tantôt ces parties se montrent isolées, indépendantes les unes des autres, tantôt au contraire, elles affectent des rapports étroits. Dans ce dernier cas, voici ce qu'on observe. Autour d'une artère, mais plus souvent autour d'une veine, se groupent les éléments musculaires respectés par la lésion aréolaire.

Vus en *coupe transversale*, ils forment au vaisseau un collier régulier ou irrégulier, complet ou incomplet, épais ou mince, collier presque toujours interrompu en deux ou trois points de son étendue par le passage des branches qu'émet l'artère ou que reçoit la veine.

En *section longitudinale*, cette sorte de gaine adventice se présente sous l'apparence d'un manchon cylindroïde ou moniliforme, échancré complètement en certains points, prolongé ailleurs le long des rameaux qui s'insèrent sur le vaisseau axile.

La *disposition topographique* d'une telle plaque réticulaire est aisée à comprendre et peut se résumer en un mot : le grand foyer représente la somme d'une série de petits foyers développés chacun le plus loin possible des vaisseaux, mais différents dans leur volume. Inutile d'insister davantage sur cette donnée.

Plus complexes sont en général les *grands îlots de sclérose molle*. Ici, en effet, le *fond* garde très rarement l'homogénéité que nous reconnaissions tout à l'heure. De telle sorte que, même en choisissant des cas favorables à une description simple, on est forcé de tenir compte de certaines anomalies structurales qui deviennent de véritables règles en topographie. Ces anomalies consistent dans la présence, au sein des foyers, de zones comprenant des groupes de capillaires dilatés, environnés souvent de leucocytes et de dépôts pigmentaires. Les zones en question ont conservé un aspect aréolaire, et siègent le plus loin possible des gros vaisseaux. Si l'on se rappelle ce que nous avons dit du *retard* que présente le milieu des îlots un peu étendus, si, d'autre part, on réfléchit à la manière dont se constitue une grande plaque de sclérose molle, on sera naturellement amené à conclure que les régions où se rencontrent les ectasies capillaires répondent à la fusion de deux ou plusieurs centres de foyers élémentaires. Il est d'ailleurs facile de s'assurer que ce n'est pas là une pure hypothèse, en comparant tous les intermédiaires entre la coalescence de quelques îlots et la réunion d'un nombre plus considérable. Pour que ce parallèle ait de la valeur, il convient de le faire sur la même coupe et avec la même orientation. Nous recommandons à cet égard, comme étant particulièrement démonstratives, les sections verticales des parois ventriculaires gauches au voisinage de la pointe, à condition que les préparations aient au moins trois ou quatre centimètres de hauteur. Dans ce cas presque tous les points sont vus transversalement, ce qui schématise beaucoup la disposition de la lésion.

Nous arrivons à l'étude des *grands tractus de sclérose dure*. Ici, *deux cas* peuvent se présenter, diamétralement opposés l'un à l'autre. Dans le *premier*, on retrouve une homogénéité égale à celle des grands foyers réticulaires. Sur un fond hyalin, coloré en rose vif par le picrocarmin, les parties saines du myocarde dessinent des figures déjà décrites. C'est à peine si l'on peut distinguer une vague lobulation due à l'existence de quelques fissures linéaires qui limitent fort incomplètement les blocs scléreux.

Dans le *second cas*, on observe un aspect qui a frappé plusieurs auteurs. Cet aspect est le suivant. Les régions cirrhotiques sont ordonnées par rapport aux vaisseaux ou aux amas musculaires persistants, et isolées par des bandes de structure différente. Ce sont ces dernières dont les histologistes n'ont pas clairement défini la nature. Elles correspondent, ainsi que nous avons pu maintes fois nous en assurer, soit à des zones de sclérose molle (ou même d'état réticulaire), soit à des dépôts élastiques quelquefois entremêlés de vésicules adipeuses. Est-il besoin de dire qu'on ne doit pas y voir autre chose que les centres des foyers élémentaires dont l'ensemble constitue le grand îlot cirrhotique?

Reprenons maintenant la question à un *point de vue plus général* et cherchons à déterminer le *sens* dans lequel le travail sclérogène déforme l'ordination du myocarde. Ce sens étant connu, nous serons désormais en possession des *deux données essentielles* d'où dépend la solution de tout problème anatomo-pathologique : la *donnée histogénique* et la *donnée topographique*.

Une *comparaison* nous servira à mieux faire comprendre la nature de cette dernière. On sait que chez les cardiaques le foie est susceptible de subir un degré parfois considérable de désintégration. Cette désintégration, dont nous n'avons pas à décrire les caractères, se produit au centre des lobules hépatiques et dans les zones par lesquelles les centres s'anastomosent (zones sus-hépatiques de M. Sabourin). Il en résulte un aspect caractéristique. Sur le fond que forme le parenchyme détruit se détachent des amas de cellules demeurées saines et groupées autour des espaces portes.

Ces derniers, normalement extérieurs aux lobules, sont devenus à présent l'axe des trabécules persistantes. Depuis les travaux de M. Sabourin, on désigne cette modification sous le nom de *foie interverti;* l'inversion est rendue encore plus apparent lorsqu'à la désintégration s'ajoute une pigmentation tant soit peu accentuée du système sus-hépatique.

C'est également par une *dislocation inversive* que se traduit topographiquement la sclérose du cœur. Les vaisseaux, normalement extérieurs aux faisceaux musculaires, deviennent à la fois l'*axe des parties respectées* par la lésion cirrhotique et l'*axe d'un anneau scléreux* que limitent en dedans les fibres saines, en dehors les « *zones retardantes* » dont nous avons parlé. Ces zones retardantes répondent donc, en fin de compte, à la périphérie du faisceau pathologique et au centre du faisceau normal. Régions les plus éloignées des gros troncs vasculaires, c'est à leur niveau que se produisent presque constamment les petits îlots et que, dans ceux d'une certaine étendue, les lésions accomplissent lentement et souvent d'une façon imparfaite le cycle de leur évolution scléreuse. Nous aurions maintenant à décrire les *foyers hétérogènes,* si une telle description n'était inutile. Il suffit d'être prévenu de leur existence et de savoir qu'ils peuvent présenter non seulement toutes les phases de la sclérogénèse, mais encore tous les accidents de celle-ci.

II

État des vaisseaux. — Les *artères* qui traversent les plaques scléreuses apparaissent tantôt isolées en plein tissu malade, tantôt séparées de celui-ci par une zone de myocarde plus ou moins sain. Dans le premier cas, leur tunique externe s'indure constamment et forme un anneau réfringent que le picrocarmin colore en rose vif. Cet anneau, qui n'offre jamais d'irradiations stellaires, tranche nettement sur le champ de la préparation si le foyer est jeune, se confond au contraire avec les parties ambiantes, s'il est avancé en organisation.

A la *périartérite* peut s'ajouter de l'*endartérite*. Lorsque celle-ci conduit à l'oblitération complète, il ne reste pour tout vestige du vaisseau que la membrane moyenne; et, quand cette membrane a disparu à son tour, deux cercles élastiques, développés au niveau des limitantes externe et interne, marquent seuls la place qu'occupait l'artère. Les cercles en question ne sont d'ailleurs pas constants et n'affectent jamais de rapports avec l'hypergénèse élastique que nous avons mentionnée plus haut.

Quant aux artères qu'environne un bloc de fibres musculaires, elles se montrent soit tout à fait normales, soit atteintes, elles aussi, de périartérite ou d'endartérite. Ces deux dernières lésions peuvent se combiner. Notons toutefois que la disparition complète de la lumière vasculaire ne se voit généralement pas ici.

Ce que nous venons de dire à trait aux *vaisseaux de calibre*.

Les lésions des *artérioles*, absolument identiques, sont plus fréquentes et plus accentuées; elles *paraissent, beaucoup plus souvent que les précédentes*, proportionnelles aux lésions scléreuses; mais, à cet égard, on se saurait établir une évaluation même approximative.

Les *troncs veineux* de quelque importance forment, plus habituellement que les artères, l'axe des faisceaux intervertis. D'ordinaire indemnes, ils peuvent cependant présenter de la *périphlébite*. Celle-ci se voit toujours quand les veines cheminent au milieu des îlots cirrhotiques. Par contre, en aucun cas, on ne constate le bourgeonnement de la tunique interne. Il semble que les grandes voies veineuses jouissent, grâce à cela, d'une immunité spéciale, et que leur disparition soit, somme toute, exceptionnelle. On les rencontre en effet, même en pleine sclérose dure, nombreuses et reconnaissables quoique fissuraires.

Les *veinules*, au contraire, tout en possédant une résistance supérieure à celle des artérioles et des capillaires, finissent en général par se fondre dans la fibrose circonvoisine.

Nous n'avons pas cru devoir décrire ici la périphlébite, la périartérite, l'endartérite ; bornons-nous seulement à mentionner l'*identité* remarquable de cette dernière *avec* les *altérations endocardiques* dont nous allons maintenant aborder l'étude.

III

État de l'endocarde. — Ses lésions sont proportionnelles comme intensité, et surtout comme étendue, à celles de la paroi qu'il revêt. Leur évolution se fait en *trois périodes*.

Pendant la *première* (qui paraît répondre à ce que M. Ziegler appelle la dégénérescence muqueuse), les cellules plates de la séreuse se tuméfient, s'écartent les unes des autres et développent nettement les prolongements, d'ordinaire peu visibles, par lesquels elles s'anastomosent. En même temps, le stroma interposé perd sa densité et son aspect fibrillaire, devient demi-liquide et finement granuleux, et, par cet état de colliquation, se rapproche considérablement de la substance fondamentale du tissu muqueux.

Ces modifications, auxquelles il convient d'ajouter la disparition d'un certain nombre d'éléments élastiques, s'effectuent sans la moindre intervention de cellules lymphatiques. Par contre, dès le début des accidents, la thrombose peut survenir.

La *seconde phase* emprunte son caractère essentiel au développement des néo-vaisseaux. Ceux-ci, nés des parties sous-jacentes du myocarde, s'avancent dans l'endocarde de plus en plus tuméfié et dépourvu désormais de tout élément élastique. Leur structure embryonnaire et la mollesse extrême du tissu dans lequel ils cheminent expliquent la fréquence des hémorragies que l'on observe.

Notons encore, à ce stade, la présence de leucocytes en nombre variable et le volume beaucoup plus considérable des caillots insérés sur la surface interne de la membrane.

La *troisième période* consiste simplement dans la sclérose de l'endocarde suivie de « l'organisation » du caillot. En d'autres termes, le bloc fibroïde qu'on voit s'élever progressivement de la profondeur vers la surface, tire successivement son origine de la séreuse et du thrombus qui la recouvre. On peut alors remarquer que des éléments élastiques réapparaissent au sein des parties indurées, mais moins abondants et plus irrégulièrement distribués qu'à l'état normal.

Nous n'insisterons pas davantage sur ces lésions, dont nous voulions seulement esquisser les principaux traits et montrer le mode de développement.

IV

État du myocarde. — Il doit être étudié successivement dans les foyers, à leur limite, et loin d'eux.

Au sein des foyers, les fibres musculaires qui persistent forment des amas isolés ou se groupent autour des vaisseaux. Rappelons que, dans ce dernier cas, le faisceau ainsi constitué représente les restes de deux, trois ou quatre faisceaux normaux, convergeant au niveau d'un tronc vasculaire de calibre.

Quoi qu'il en soit, les éléments myocardiques situés en pleine sclérose peuvent offrir *quatre états différents* : l'état normal, l'atrophie simple, la transformation vacuolaire, le fendillement. Nous ne dirons rien des deux premiers, qui appartiennent à tous les ilôts, jeunes et anciens, sans distinction.

L'*état vacuolaire*, au contraire, mérite de nous arrêter, car, bien que très fréquent, il nous semble n'avoir jamais été aperçu par les auteurs. Voici comment il se présente. Vue *en travers*, la fibre malade montre dans son protoplasme plusieurs *vacuoles*, de volume différent, isolées ou confondues en lacs à contours polycycliques, et demeurant incolores après l'emploi des réactifs ordinaires. Au milieu de ces vacuoles, la substance contractile est restée normale, et se comporte comme d'habitude vis-à-vis du picrocarmin et de l'hématoxyline. Enfin l'élément tout entier est hypertrophié très souvent, le noyau constamment.

Sur une *coupe longitudinale*, on trouve les vacuoles plus ou moins allongées et imprimant aux fibrilles des déviations multiples. Le noyau, tuméfié, et ordinairement pâli, apparaît ici en entier avec ses deux ou trois nucléoles.

Lorsque la lésion a atteint un certain degré, la cellule musculaire se dissocie ; si l'une de ses extrémités conserve des connexions suffisantes avec la cellule voisine, l'autre seule s'altère et revêt l'apparence d'un pinceau. Si aux deux extrémités le ciment d'Eberth est détruit, les cylindres primitifs s'emmêlent et leur ensemble prend un caractère broussailleux. A ce moment, ce qu'on voit *transversalement*, c'est tantôt un reticulum à travées délicates et à mailles inégales, tantôt un anneau fermé avec ou sans tractus striés dans son intérieur. Le noyau persiste jusqu'au bout, et la terminaison se fait par segmentation en disques élémentaires. Telle est, sommairement exposée, l'histoire de l'altération vacuolaire, qui ne nous paraît pas être autre chose que l'*œdème de la fibre cardiaque*.

L'état vacuolaire — et l'état fendillé — n'appartiennent pas en propre à la sclérose cardiaque (nous les avons rencontrés en effet dans les lésions les plus diverses du myocarde). Ils s'y montrent avec une fréquence et une intensité d'autant plus marquées que les îlots cirrhotiques sont plus jeunes.

L'*état fendillé* n'est, en somme, que le premier stade de la lésion précédente. C'est lui que nos maîtres M. le Pr Cornil et M. Brault ont vu dans les cœurs d'athéromateux et décrit sous le nom d'*exagération de la striation longitudinale*. Il se présente en effet de la sorte lorsque la fibre est vue *suivant* sa *longueur*. Sur les *coupes transversales*, on trouve un développement plus grand du protoplasma et, souvent, une ou deux petites vacuoles. L'importance anormale que prend ici le protoplasma a pour conséquence la mise en relief des champs de Cohnheim et la netteté spéciale du contour des cylindres primitifs.

A la limite des foyers, les fibres musculaires offrent les mêmes variétés que dans leur intérieur. Cette analogie était à prévoir, puisque les blocs myocardiques persistant en pleine sclérose ne représentent eux-mêmes que la périphérie de foyers élémentaires confondus.

Loin des parties malades, on peut voir encore les aspects vacuolaire et fendillé mais toujours clairsemés et à l'état isolé.

Nulle part et jamais enfin on n'observe trace de *dégénérescence graisseuse*.

Pour terminer ce qui a trait aux modifications du muscle cardiaque, nous devons dire quelques mots de l'hypertrophie des fibres et des noyaux et de la lésion de MM. Renaut et Landouzy.

Nous n'avons point fait de recherches sur l'*hypertrophie* des *éléments* myocardiques. Celle des *noyaux* nous a toujours semblé irrégulièrement distribuée, tant au voisinage des foyers que loin d'eux, et d'ailleurs sans rapport avec le volume de la fibre correspondante. (Il ne s'agit pas, évidemment, de l'hypertrophie nucléaire, liée à l'état vacuolaire et bien autrement répandue que la précédente.)

Quant à la *lésion* de MM. Renaut et Landouzy, elle n'a jamais fait défaut dans nos observations de grandes scléroses. Mais, comme nous l'avons rencontrée également en dehors de toute cirrhose cardiaque, et que d'autre part elle n'existait pas chez des asystoliques classiques dont nous avons étudié le myocarde, il nous semble très embarrassant de formuler une opinion à son égard. Il est vraisemblable qu'il s'agit là d'une altération ultime, agonique peut-être.

Quoi qu'il en soit, nous ne décrirons pas cette segmentation bien connue de tout le monde ; nous mentionnerons seulement sa prédilection, non signalée, pour le ventricule gauche et pour la cloison.

V

Accidents de la sclérogénèse. — Nous avons étudié

plus haut les *retards* que peut éprouver le travail sclérogène à chacune de ses périodes; nous allons maintenant faire connaître les *interruptions brusques* et les *déviations morphologiques* qu'il est susceptible de subir au cours de son évolution. A ce point de vue, il nous faudra envisager successivement : l'histoire des foyers pigmentés et invasculaires, la série des altérations régressives et les hémorragies. Nous dirons aussi un mot des infarctus qui se produisent souvent dans les plaques cirrhotiques de quelque étendue. Ces *infarctus*, nous avons été amené à les reconnaître et à les séparer des autres accidents de la sclérogénèse par l'étude de leurs caractères propres et par leur analogie absolue avec la *lésion type de la cardiorrhexie* (nécrobiose du myocarde par thrombose artérielle) que nous décrirons sous peu avec notre maître, M. le Dr A. Robin.

Sous le nom de *foyers pigmentés et invasculaires*, nous entendons ceux qui *dès leur origine* se montrent privés de vaisseaux et anormalement riches en pigment. Nous les avons rencontrés, à titre d'accidents locaux, dans les vastes îlots, mais aussi, comme unique lésion, dans un cas d'anévrysme diffus terminé par rupture. Ils indiquent, à n'en pas douter, une intensité plus considérable dans le mode d'action des causes qui engendrent la cirrhose cardiaque.

A leur période *granulo-fragmentaire*, de tels foyers offrent, non seulement la dégénération ordinaire de la fibre, mais encore une altération de tous les capillaires dont le contenu n'est plus représenté que par de gros blocs pigmentaires. A la *phase réticulaire*, on leur trouve *deux ordres d'alvéoles :* les uns plus grands ou musculaires, déjà connus et contenant de petits amas pigmentaires, dernier vestige des fibres disparues — les autres plus petits ou capillaires, remplis des gros blocs dont nous venons de parler. Quant aux cellules fixes et à la charpente connective, elles demeurent complètement saines. Aussi la *transformation fibroïde* s'accomplit-elle jusqu'au bout malgré l'absence de vaisseaux. Lorsqu'il a atteint son terme, l'îlot scléreux pigmentaire et invasculaire ne diffère de ceux qui se sont régulièrement formés que par une quantité plus grande de pigment et par l'absence presque absolue de tout élément élastique.

L'histoire des foyers que nous venons d'étudier est excessivement intéressante, car elle contribue à prouver que dans la sclérogénèse la trame conjonctive joue le rôle principal, tandis que les capillaires restent tout à fait au second plan.

Comme les modifications précédentes, les *altérations régressives* peuvent se rencontrer dans les petits îlots, mais elles sont surtout l'apanage des grands foyers, où elles occupent la plupart du temps les « zones retardantes ».

Elles apparaissent comme le *résultat* d'une *malnutrition* survenue à la période réticulaire, malnutrition tantôt modérée, ou tout au moins récente, tantôt intense ou peut-être simplement plus ancienne. Dans le *premier cas*, les alvéoles se disjoignent, s'amincissent, et se résolvent en un feutrage lâche, irrégulier, pauvre en éléments cellulaires, pigmenté ou non.

Dans le *second cas*, ce feutrage s'est pour ainsi dire desséché, les fibrilles qui le constituent maintenant sont atrophiées, grisâtres, ternes, cassées net par endroits, et dessinent vaguement les mailles d'un reticulum qui ne contient que de rares détritus amorphes. Aucune forme cellulaire ne persiste dans ces régions appelées à disparaître tôt ou tard, ne laissant à leur place qu'une lacune intermédiaire à deux blocs scléreux.

Quant aux *hémorragies*, elles ne se voient guère que dans les grands îlots, et à leurs stades jeunes seulement. Récentes, elles affectent les caractères de toute extravasation sanguine; anciennes, elles donnent aux parties où elles siègent un aspect identique à celui des foyers pigmentaires et invasculaires, dont il devient bientôt impossible de les distinguer.

Les *infarctus*, très fréquents dans les vastes plaques cirrhotiques lorsqu'elles n'ont pas atteint un degré élevé d'organisation, quasi exclusifs à la moitié profonde des parois cardiaques (comme les hémorragies et les altérations régressives, dans le plus grand nombre des cas tout au moins), se présentent avec un ensemble de caractères qu'il est indispensable de bien connaître. Le picrocarmin leur communique une teinte brun orangé, l'éosine un ton rose jaunâtre; la coloration est plus longue à se produire à leur niveau que pour les parties saines voisines.

Ces régions nécrosées ne montrent de noyaux ni dans les espaces interfasciculaires, ni dans les fibres elles-mêmes. Par contre, la double striation non seulement persiste mais s'exagère. Il est bon de connaître cette persistance lorsqu'on fait usage de pièces ayant séjourné longtemps dans les bichromates et sur lesquelles les noyaux ne fixent plus le carmin. Dans ces cas on pourrait être exposé à considérer comme normaux des points mortifiés.

Une autre particularité importante à noter, c'est que les faisceaux musculaires infarcis *forment bloc*, ce qui contraste nettement avec le reste de la coupe où le myocarde est segmenté par la lésion de MM. Renaut et Landouzy. Signalons enfin les hémorragies inconstantes qui siègent à la périphérie des zones malades et s'avancent plus ou moins vers leur centre.

La lésion, une fois produite, ne semble subir que de bien légères modifications. Autour des infarctus, en effet, ne s'accumulent guère les leucocytes, et les seuls changements ultérieurs que nous ayons pu apprécier en comparant de nombreuses préparations sont : l'apparence plus vitreuse du centre et la formation concomitante de grosses étoiles pigmentaires rares et clairsemées. Cette apparence stationnaire s'explique par le siège même qu'occupent les parties atteintes au sein de grands espaces malades; mais la rapidité, au moins relative, avec laquelle évolue la sclérose, doit y contribuer également en ne leur donnant pas le temps de se modifier sensiblement. Sans vouloir pour le moment en tirer la moindre conclusion théorique, signalons les rapports intimes qui existent entre la nécrobiose et les lésions vasculaires et endocardiques. On peut dire que ces trois altérations marchent toujours de pair comme intensité.

c) Étude de la sclérose périfasciculaire

Constituant toujours une lésion accessoire et sans importance, elle ne siège guère qu'au niveau des piliers de la mitrale, dans les régions voisines de la pointe et près de l'anneau bicuspidien. Nous l'avons rencontrée tantôt en plein myocarde, tantôt autour des artères. Dans le *premier cas*, son apparence était celle d'un reticulum scléreux, coloré en rose par le picrocarmin, et dont les mailles renfermaient un nombre toujours restreint de fibres simplement atrophiées. Ce reticulum semblait dû à une transformation cirrhotique de la trame connective, accompagnée d'une disparition des capillaires correspondants. Les cellules plates et les éléments élastiques y étaient distribués comme au sein de la sclérose dure régulière. Dans le *second cas*, le réseau prenait naissance sur tout ou partie de la périphérie d'une gaine artérielle indurée et s'avançait à peine dans le tissu voisin. C'est ce dernier aspect que tant d'auteurs ont décrit sous le nom de « *sclérose périartérielle.* »

Quelle est la signification de la sclérose périfasciculaire? Nous n'en savons pas grand'chose, n'ayant point retrouvé ses phases initiales. Tout ce qu'on peut dire à son égard, étant donnée sa combinaison ordinaire avec les autres formes scléreuses, c'est qu'elle doit partager le plus souvent les causes de celles-ci.

C — Parallèle de nos recherches et des descriptions données par les auteurs

La plupart des aspects que nous venons de rencontrer au cours de l'évolution scléreuse avaient déjà été vus, mais en général, incomplètement décrits. Quant à leurs rapports, peu d'auteurs s'en étaient occupés.

M. Ziegler est certainement celui qui a émis les idées les plus exactes sur la question, et le seul d'ailleurs auquel on doive une étude des lésions initiales. On sait que pour lui la majorité des cirrhoses cardiaques sont la conséquence d'un *ramollissement ischémique* (myomalacia cordis) auquel il reconnait *deux stades*. Le *premier*, ou stade de destruction, est caractérisé par une tuméfaction trouble de la fibre myocardique, suivie de dégénérescence homogène et aboutissant à la fissuration et à la formation d'un détritus granuleux. En même temps, on observe autour de la zone malade une tuméfaction des noyaux musculaires.

Le *second stade*, ou stade de réparation, s'annonce par une diapédèse leucocytique. Pendant que les globules blancs résorbent les produits de la destruction nécrotique, on voit s'édifier un tissu conjonctif jeune et riche en vaisseaux. Ce tissu deviendra plus tard dense et invasculaire.

Bien que trop concise, et contestable, selon nous, en ce qui concerne les phénomènes de diapédèse, la description de M. Ziegler reste encore la plus complète de toutes et la seule qui reflète la diversité des apparences histologiques.

Dans les quelques lignes qu'il consacre à l'étude microscopique de la sclérose, M. Huber se contente de remarquer la richesse des foyers jeunes en cellules rondes et en vaisseaux, contrastant avec la disparition des fibres cardiaques par dégénérescence hyaline.

Pour lui, il s'agit là d'un *infarctus en miniature*, moléculaire, ne différant que par son volume des nécrobioses plus étendues. Cette théorie peut avoir sa valeur, mais ne saurait remplacer un examen anatomique.

M. H. Martin n'a vu que la *sclérose dure*. Il suffit en effet de se rappeler combien il insiste sur la disparition lente des éléments musculaires, pour s'apercevoir qu'il n'a eu sous les yeux que des foyers arrivés à l'état parfait avec persistance de fibres atrophiées.

Par contre, M. Letulle a nettement décrit l'*état réticulaire* sous le nom de *plaques atrophiques*. (Voir à ce sujet notre historique, où se trouve résumé son travail.) S'il mentionne, contrairement à nous, la présence constante de capillaires dilatés et de leucocytes au sein des parties malades, c'est qu'il a eu surtout affaire à de grands foyers où ces anomalies ne sont pas rares. Nous avons pu du reste, grâce à son obligeance, nous assurer que ses préparations correspondaient exactement aux nôtres comme évolution des lésions. Il est vraisemblable qu'il en va de même pour les cas de M. Ziegler, — autant qu'on peut en juger du moins par les figures de son traité d'anatomie pathologique.

A l'exemple de M. H. Martin, M. Weber n'envisage que certains aspects de la *sclérose dure* telle qu'elle se présente dans les *piliers de la mitrale*. C'est ainsi qu'il mentionne surtout ces blocs fibroïdes à centre vasculaire, séparés les uns des autres par un tissu moins avancé en organisation, blocs qu'on remarque dans les périodes déjà anciennes de la sclérogénèse. Quant à la disparition de la fibre par compression mécanique, dont il fait le principal mode de destruction du myocarde, nous avouons ne l'avoir jamais observée. La *sclérose molle* de M. Odriozola ne correspond pas à la nôtre, mais à un état réticulaire trop peu modifié pour mériter un nom spécial. Si, d'accord avec M. Letulle, nous avons repris le terme en l'appliquant à une phase bien distincte des autres, c'est qu'il est commode et fait en quelque sorte image.

En résumé, la plupart des auteurs n'ont décrit que certains stades de l'évolution scléreuse et notamment le dernier, c'est-à-dire le plus muet de tous. Nous verrons tout à l'heure ce qui en est résulté au point de vue des théories pathogéniques.

Quant à la *fameuse périartérite* et à la *fibrose périartérielle* qui s'y attache, elles ne répondent qu'à des modifications d'importance très médiocre, ainsi que l'a fait observer pour la première fois M. H. Martin. Il s'agit simplement de cette variété de sclérose périfasciculaire qui siège près des gaines vasculaires et qu'on rencontre surtout dans les piliers du ventricule gauche.

C'est pour n'avoir examiné que cette dernière région, que nombre d'histologistes ont été amenés à considérer comme type de la cirrhose cardiaque une lésion sans valeur, au lieu d'une série d'altérations du plus haut intérêt.

CHAPITRE IV

Histogénie. — Pathogénie

I

L'*histogénie* de la sclérose ressort tout entière de notre description anatomique. Aussi ne reviendrons-nous sur ce sujet que pour examiner les théories qui s'y rapportent. Celles-ci tiennent dans les deux mots d'*inflammation* et de *dystrophie*, expressions assez vagues et qu'il nous faut tâcher de préciser.

Si par *lésions inflammatoires* on entend celles qui résultent de l'évolution de phénomènes diapédiques, si l'inflammation n'est autre chose que l'histoire du « tissu de granulations » des Allemands, la sclérose du cœur n'est certes pas une lésion inflammatoire. Mais si le vocable tant discuté est pris dans un sens plus large, comme l'ont fait M. Virchow, MM. Cornil et Ranvier et tout récemment encore M. Brault, on ne peut nier qu'il ne convienne parfaitement à la cirrhose cardiaque.

Inversement, si par *lésions dystrophiques* on entend celles qui évoluent sans modifications appréciables de la circulation lymphatique (en les opposant aux lésions inflammatoires *au sens de Cohnheim*), la sclérose du cœur est une lésion essentiellement dystrophique. Mais si l'on attache au terme dystrophie un sens plus étroit et qu'on en veuille faire le synonyme d'ischémie, le problème cesse d'être directement soluble et ressortit à la pathogénie.

De telle sorte que la lutte entre la théorie inflammatoire et la théorie dystrophique n'est qu'une simple affaire de mots, quand elle ne cache pas une discussion de pathogénie pure.

II

Le problème doit être en effet formulé de la façon suivante : la sclérose est-elle due à l'*action directe* des causes qui l'engendrent, ou bien celles-ci n'agissent-elles qu'en empruntant le *mécanisme détourné* de l'ischémie par endartérite ?

Nous allons examiner l'une après l'autre ces deux solutions, en discutant la valeur des faits invoqués à leur appui.

a) Théorie ischémique

Deux hypothèses, analogues en apparence, parce qu'elles partent de la même notion anatomique, mais fort dissemblables en réalité, parce qu'elles en interprètent les conséquences d'une façon quasi opposée, se partagent la *théorie de l'action indirecte*.

A la première est attaché le nom de M. H. Martin. On sait que pour cet auteur la sclérose est la conséquence naturelle d'une *endartérite oblitérante progressive.* Celle-ci amène d'une part l'atrophie, puis la destruction de la fibre (par nutrition insuffisante) ; d'autre part, la végétation exubérante du tissu conjonctif (par hypernutrition secondaire, l'élément noble ayant disparu).

Dans le travail de M. H. Martin il faut distinguer deux choses : des faits et une idée. Parmi les *faits*, les uns sont indiscutables : l'endartérite, le début des accidents le plus loin possible des vaisseaux, l'évolution sans diapédèse; — un autre est contestable : le rapport constant de la fibrose et de l'endartérite, tant au point de vue de l'intensité que de la fréquence de cette dernière ; — certains enfin sont en contradiction avec ce que nous avons observé : l'atrophie progressive de la fibre et la marche corrélative de la sclérose.

Cette contradiction s'explique d'ailleurs aisément si l'on se rappelle ce que nous avons dit dans le chapitre précédent (parallèle entre nos recherches et celles des auteurs) : M. H. Martin n'a eu sous les yeux que des stades avancés, stades répondant à des lésions stationnaires ou à peu près, et il les a considérés comme des périodes de pleine évolution. Il ne s'agit donc, selon nous, que d'une erreur d'interprétation ; une erreur histologique n'était pas admissible, même *a priori*, de la part de cet auteur.

Voilà pour les faits, quant à *l'idée* nous la retrouverons plus loin.

La seconde hypothèse, défendue par les anatomo-pathologistes allemands, envisage la sclérose du cœur comme la cicatrice pure et simple d'un infarctus consécutif à l'endartérite oblitérante. Cet infarctus répond, pour M. Ziegler, à la nécrobiose d'un bloc de fibres (nécrose insulaire) ; pour M. Huber, à une destruction cellule à cellule (nécrose moléculaire). Nous ne dirons rien de cette dernière opinion. Basée uniquement sur l'analogie des lésions musculaires dans l'infarctus et dans la sclérose — analogie qui n'existe pas — et sur la présence dans les deux cas de modifications artérielles identiques – identité qui ne signifie rien — elle n'a pour elle aucune description précise et se dérobe par là à toute discussion.

Quant à l'opinion de M. Ziegler, elle suppose établis certains faits dont les uns sont indéniables : la production de la sclérose par foyers successifs, la dégénérescence primitive et rapide de la fibre myocardique; mais dont les autres ne sont pas d'accord avec ce qu'on observe : l'assimilation des foyers à des zones ramollies (myomalacia cordis) et leur cicatrisation par un mécanisme semblable à celui des infarctus proprement dits. La manière de voir de M. Ziegler, à l'inverse de celle de M. H. Martin, tire son origine de l'étude à peu près exclusive des premiers stades.

b) Théorie de l'action directe

Elle n'a été soutenue d'une façon vraiment scientifique que par nos maîtres MM. Brault et Letulle, et par M. Odriozola.

Après avoir repris le parallèle de la sclérose et de l'infarctus et prouvé que ces deux altérations n'ont rien à voir l'une avec l'autre M. Brault (Étude sur l'inflammation) aborde l'hypothèse de l'ischémie progressive. Il montre que l'athérome des grosses artères cardiaques n'affecte avec la fibrose aucun rapport forcé, et met également en doute l'influence des endartériolites. Pour lui, en effet, la cirrhose cardiaque n'est que la conséquence d'une lésion simultanée des artères, des capillaires et du stroma connectif; c'est la réaction du tissu conjonctif, où qu'il se trouve et quelles que soient les modifications concomitantes de la fibre.

MM. Letulle et Odriozola sont moins exclusifs et se demandent si, à côté de la sclérose de cause directe décrite par M. Brault, il ne convient pas de réserver une place au tassement fibreux des produits de l'ischémie.

c) Conclusions

Pour nous et d'après nos recherches histologiques, la question est excessivement simple ; elle comprend une partie soluble et une autre insoluble. On doit donc ne pas craindre de formuler nettement la première et s'abstenir d'affirmations hasardées au sujet de la seconde.

Nous admettons comme démontrée l'action directe des agents pathogènes sur l'*endocarde* et sur l'*endartère*. Les caractères histologiques et l'évolution de leurs lésions (si intimement liées à celles des parois cardiaques) le prouvent indiscutablement.

Mais les altérations du *myocarde* ne nous paraissent pas du tout assimilables aux précédentes. D'une part, les modifications de la trame interstitielle sont beaucoup moins appréciables et leur marche infiniment plus lente, d'autre part, la dégénérescence rapide et brutale de la fibre ne correspond à rien de semblable du côté de la membrane interne des artères et du cœur. On est alors en droit de se demander si l'ischémie par endartérite n'ajoute pas ses effets à ceux de la cause irritante, en exagérant la vulnérabilité de la fibre et en diminuant la force de réaction du stroma.

Malheureusement cette manière de voir n'est pas plus susceptible d'une démonstration que d'une infirmation directes.

Il est impossible en effet d'établir un rapport mathématique entre l'endartérite et la sclérose et, celui-ci fût-il démontré, qu'on n'en saurait conclure ni à une relation de cause à effet ni à l'absence de cette relation. Les quelques données que nous possédons au sujet de la nutrition respective des différentes parties du cœur, n'expliquent-elles pas aussi bien la prédisposition aux lésions organiques qu'aux lésions mécaniques ? ne permettent-elles pas de conclure à une même localisation aussi bien dans le cas où l'agent pathogène manfeste son influence à la fois sur l'artère et le muscle que dans le cas où cet agent modifie le second par l'intermédiaire de la première ?

Telle est l'objection générale dont sont passifs tous les arguments produits pour ou contre l'ischémie, aussi ne les discuterons-nous pas individuellement.

Nous indiquerons simplement, en terminant, l'*idée générale* que nous nous faisons de la sclérogénèse, indépendamment de toute conception théorique. Cette idée est la suivante :

La sclérogénèse se caractérise essentiellement par le développement d'une *série de foyers* qui débutent presque toujours au niveau des *points de moindre nutrition*. Dans chacun de ces foyers la *lésion de la fibre* est *brutale et passive,* la *réaction du stroma,* au contraire, *lente* et *active*. La présence dans un même cœur des divers stades de l'évolution cirrhotique proûve que celle-ci doit suivre une *marche* beaucoup plus *rapide* qu'on n'a coutume de le penser. Dans tous les cas, c'est une marche *successive* et *non progressive.*

CHAPITRE V

Rapports anatomiques des grandes scléroses cardiaques avec l'anévrysme partiel et le cœur sénile

La sclérose du cœur affecte des rapports intimes avec certains états pathologiques du myocarde. Étudier ces connexions c'est donc compléter d'autant la conception anatomique et pathogénique que nous avons tenté d'établir précédemment.

I

A ce point de vue, il nous faut tout d'abord envisager l'*anévrysme partiel*.

Déjà connu de Boerhaave et de van Swieten, signalé aussi par Auenbrügger, il n'a été décrit pour la première fois que par Galeati. Depuis, un grand nombre de travaux se sont succédé sur la question ; les principaux sont ceux de Breschet, Thurnam, Hartmann, Rokitansky, et la remarquable thèse de M. Pelvet (1867) faite dans le laboratoire de notre maître M. le Pr Cornil. Plus tard, nous trouvons encore à mentionner les ouvrages de MM. Leyden, Ziegler, Beck, et un chapitre de la thèse de M. Odriozola.

On sait en quoi consiste la lésion. *Située* presque toujours au niveau de la partie inférieure du ventricule gauche, le plus souvent unique, elle se traduit par une *saillie*, plus ou moins bien limitée. Le *volume* de la tumeur est généralement modéré, c'est donc bien, comme l'indique son nom, une altération franchement partielle. La *paroi*, au point correspondant, est mince, constituée par du tissu fibreux; sa face interne donne insertion à des caillots n'affectant pas la disposition feuilletée comme dans les ectasies artérielles. (Cornil et Ranvier.) Le *péricarde*, ordinairement épaissi, se confond avec le bloc scléreux dû à la transformation du myocarde et de l'endocarde. Enfin les *coronaires*, et surtout la coronaire gauche, sont constamment le siège de dépôts athéromateux très abondants.

Au microscope, M. Pelvet a rencontré un tissu conjonctif adulte, riche en fibres élastiques, au milieu duquel persistaient quelques faisceaux musculaires. Dans ceux-ci jamais l'acide osmique n'a révélé la présence de gouttelettes graisseuses.

Les recherches de cet auteur, faites sous l'inspiration de MM. Cornil et Ranvier, sont restées, on peut le dire, à peu près isolées. M. Posner (1885) ne rapporte qu'un examen histologique insuffisant, et M. Beck (1886), comme MM. Ziegler, Leyden et Huber, ne s'est en somme attaché qu'à la description macroscopique et à la pathogénie.

C'est qu'en effet la plupart des auteurs n'ont guère envisagé que le *côté théorique* de la question : pour les uns, l'anévrysme était dû à une rupture incomplète de la paroi (Corvisart, 1806; Breschet, 1827; Lobstein, 1833); pour les autres, à une altération de l'endocarde (Kreysig, 1815; Laënnec, 1826; Bouillaud, 1835). Certains y voyaient la conséquence d'un ramollissement inflammatoire (Dance; Chassinat, 1835; Hartmann, 1856), tandis que d'autres le rattachaient à une altération mal définie de l'endocarde (Reynaud, 1829; Ollivier, 1830; le *Compendium*, 1837).

Seuls, Thurnam (1858); Craigie (1843); Peacock

(1846); Cruveilhier (1852); Forget (1853); Rokitansky (1856) et Mercier (1857), s'en étaient tenus à la pure constatation des faits et mettaient la lésion sur le compte d'une transformation fibreuse du myocarde.

M. Pelvet, auquel nous empruntons le résumé pathogénique qui précède, tout en décrivant des anévrysmes par cause spéciale (dégénérescence graisseuse, ramollissement, etc.), vise surtout dans sa monographie l'anévrysme par sclérose.

On peut donc considérer comme établi depuis ses recherches que l'ectasie partielle est inséparable de la cirrhose cardiaque. Cette notion, nettement formulée plus tard dans le travail de M. Lancereaux, a été reprise par les auteurs allemands que nous citions tout à l'heure.

A eux revient le mérite d'avoir complété le parallèle en montrant bien que, par son siège habituel, par sa nature, par les troubles artériels et endocardiques graves qui l'accompagnent, l'anévrysme n'est que le type le plus élevé de la sclérose du myocarde (*forme anévrysmatique de* M. Leyden).

Nous sommes arrivés de *notre côté* à une conclusion identique par l'étude histologique de *trois cas* d'anévrysme. Le *premier* appartient à notre excellent maître M. Brault. Sur les préparations qu'il a bien voulu nous confier, on rencontre un tissu scléreux arrivé partout à l'état adulte et ne contenant plus trace de fibres musculaires. Dans le *second*, il s'agit d'une légère ectasie de la pointe. Les coupes pratiquées sur cette pièce, que nous devons à l'obligeance de notre ami *Babinski*, nous ont également révélé une transformation fibreuse de la paroi avec dépôts élastiques au sein des parties malades.

Enfin, dans un *troisième cas*, auquel nous avons fait

allusion précédemment (anévrysme diffus terminé par rupture; présenté à la Société anatomique, le 31 mai 1889, par notre collègue et ami Mallet), nous avons rencontré une désintégration très marquée du ventricule gauche et de la cloison, marchant de pair avec des troubles artériels d'une grande intensité. La sclérogénèse s'y était accomplie cependant; mais, dès son début, le réseau capillaire avait disparu en même temps que les fibres cardiaques. Aussi la lésion revêtait-elle à toutes ses périodes le caractère des foyers que nous avons nommés pigmentaires et invasculaires. L'endocarde était également pris dans une très grande étendue. Ces modifications particulières n'étaient sans doute pas étrangères à la déformation massive du ventricule (anévrysme diffus de Thurnam).

Nous nous proposons du reste de publier isolément cet examen histologique qui donne lieu à des considérations de nature très diverse.

Quoi qu'il en soit, si l'on compare nos observations de sclérose, avec leurs trois altérations cardinales : myocardique, endocardique et coronaire, aux descriptions que les auteurs ont données de l'anévrysme partiel, on se convaincra facilement qu'entre ces deux ordres de lésions la *limite* est une simple affaire de coup d'œil et ne correspond à aucune différence structurale réelle.

II

Il est inutile d'établir avec détails à l'appui que l'expression « *Cœur sénile* », prise au pied de la lettre, ne signifie absolument rien. Sous ce titre, en effet, on a décrit une série de lésions disparates, par ce simple motif que les vieillards, plus encore que les adultes, diffèrent dans l'état de leur myocarde.

Nous avons eu personnellement l'occasion de pratiquer un grand nombre d'autopsies de vieillards tant à Issy qu'à la Salpêtrière,et nous n'avons *jamais* rencontré de cas de grande sclérose cardiaque. Ce qui nous a paru dominer, c'est tantôt une hypertrophie plus ou moins accentuée, tantôt un degré variable d'adipose, avec ou sans atrophie. Parfois nous avons remarqué de petites taches fibroïdes (sclérose atténuée) clairsemées dans les parois ou les piliers du ventricule gauche, mais rarement des foyers plus étendus ou moins vieux. Les coronaires étaient cependant nettement athéromateuses dans la plupart des cas.

Si donc on tenait absolument à maintenir la conception du cœur sénile, c'est entre l'hypertrophie et l'adipose que la statistique aurait, croyons-nous, à se prononcer. La sclérose, et notamment la grande sclérose, seraient certainement hors de question.

CHAPITRE VI

Exposé et discussion des symptômes attribués à la sclérose cardiaque. — Esquisse clinique. — Parallèle avec l'anévrysme partiel. — Absence de données étiologiques certaines.

I

Cinq auteurs ont cherché à déterminer quels étaient les signes classiques susceptibles d'appartenir en *propre* à la sclérose cardiaque. Ce sont MM. Lancereaux, Rigal, Juhel-Renoy, Huber, Huchard.

Dans son *Traité d'anatomie pathologique*, M. Lancereaux a tracé en quelques lignes une description seméiologique à laquelle nous ne voyons pas grand'chose à changer. Voici les caractères que l'auteur attribue à la cirrhose cardiaque : pouls petit et fréquent, dyspnée, anasarque dans certains cas, enfin toute la série embolique. Comme terminaisons il signale : la syncope, l'asystolie, la rupture (s'il s'est formé un anévrysme).

MM. Rigal et Juhel-Renoy insistent de leur côté sur la régularité du pouls, sa fréquence, sa petitesse ; sur l'affaiblissement des systoles joint à l'hypertrophie progressive du cœur ; sur la dyspnée, les congestions pulmonaires brusques et mobiles ; sur la polyurie souvent nocturne, sans albuminurie ; enfin sur les œdèmes qui, une fois installés, ne retrocèdent guère et sont l'indice d'une terminaison prochaine.

A ce tableau clinique, M. Huber n'a guère ajouté qu'un signe de valeur, l'*angine de poitrine;* quant aux phénomènes apoplectiformes auxquels ont succombé un certain nombre des malades dont il rapporte l'observation, on peut en discuter la signification au point de vue de la cirrhose cardiaque. Il s'agissait en effet, dans tous ces cas, de gens atteints de néphrite interstitielle et susceptibles par conséquent de succomber à une « apoplexie séreuse ».

Nous arrivons maintenant aux travaux de M. Huchard, qui sont de beaucoup les plus complets sur ce sujet. Pour lui, ainsi que nous l'avons dit à propos de l'historique, la sclérose du cœur offre trois périodes : artérielle, cardio-artérielle et mitro-artérielle. Pendant la première, on ne note que de l'hypertension artérielle et un retentissement diastolique du deuxième bruit aortique. Ces phénomènes s'accentuent à mesure que l'affection progresse et divers symptômes cardiaques viennent s'y joindre. Enfin, la terminaison c'est l'asthénie cardio- vasculaire, comme chez les mitraux.

Mais cette division, trop schématique, ne tient pas compte, dit l'auteur, de tous les signes dont l'apparition à un moment donné imprime à la marche des accidents une allure parfois très spéciale, et qui peuvent rapidement conduire, dans certains cas, à une terminaison mortelle.

La création de formes cliniques est donc indispensable, selon lui, et il propose d'en admettre cinq : la première ou forme pulmonaire comprendra divers troubles respiratoires : la dyspnée paroxystique nocturne; la dyspnée d'effort; les congestions pulmonaires de MM. Rigal et Juhel-Renoy; l'œdème pulmonaire aigu des Allemands; les bronchites à répétition; enfin les signes pseudo-emphysémateux.

La seconde forme ou forme douloureuse répond à l'angine

de poitrine avec toutes ses variantes. Les types arythmique et tachycardique se définissent d'eux-mêmes. Enfin, sous le nom de forme asystolique, l'auteur décrit à la fois l'asthénie cardiaque (dilatation aiguë du cœur avec hypertension artérielle) et l'asthénie cardio-vasculaire ou asystolie proprement dite.

Enfin, voulant déterminer la part exacte qui revient à la sclérose du myocarde dans ces diverses apparences cliniques, M. Huchard est amené à faire de grandes restrictions et n'admet comme ressortissant *exclusivement* à la cirrhose cardiaque que l'*asystolie* et la *dyspnée* du type de *Cheyne-Stokes* constatée en dehors de toute lésion rénale.

II

Après avoir parcouru les observations relatées par les auteurs précédents, et celles que MM. Letulle et Odriozola ont publiées récemment, nous sommes resté fort embarrassé quand il s'est agi de tracer un tableau clinique des grandes scléroses du cœur. Voici pourquoi :

D'abord, dans la presque totalité des faits que nous avons pu rassembler, l'examen *macroscopique* du myocarde manque complètement.

A la place de cet examen macroscopique, aussi indispensable ici qu'il peut l'être pour la cirrhose de Laënnec ou le rein contracté, on ne rencontre en général qu'une brève description histologique, et celle-ci ne porte guère que sur les piliers de la mitrale. Or, dans les *formes atténuées* de la cirrhose cardiaque, qui sont loin d'être rares chez les artério-scléreux (et qui ont été éliminées *par définition* au chapitre I), on peut observer de petits tractus fibroïdes au sein des muscles papillaires gauches, alors que le reste du myocarde demeure à peu près absolument indemne. Il était donc impossible, *à tous égards*, d'utiliser le groupe de cas que nous venons de mentionner.

Pareillement, devaient être éliminées les observations de sclérose du cœur coexistant avec des lésions valvulaires ; avec la néphrite interstitielle, la dégénérescence amyloïde, la tuberculose, etc...

Nous nous sommes ainsi trouvé en présence d'un très petit nombre de faits (certaines observations de MM. Leyden, Huchard, Weber et les nôtres) qu'il convient de diviser en *trois catégories.*

Dans un *premier groupe*, le signe prédominant est l'*angine de poitrine.* Après une série d'attaques qui se succèdent pendant six mois, un an, rarement plus, survient la crise mortelle. A l'autopsie, on constate de graves lésions des artères cardiaques. L'altération coronaire domine donc ici la scène, et ce n'est pas d'après ces cas qu'il faut tenter d'établir la séméiologie de la sclérose du cœur.

Nous ferons la même remarque à propos des faits qui constituent ce qu'on pourrait appeler la forme ou le type *emboliques*. Très frappant au point de vue anatomo-pathologique, ce second groupe est encore plus obscur cliniquement que le précédent, car il peut être la source de nombreuses erreurs. On conçoit en effet que l'apparition d'une embolie sylvienne chez un artério-scléreux en impose facilement pour une hémorragie cérébrale, et que la production répétée d'infarctus rénaux engendre un ensemble symptomatique légitimement imputable à la néphrite interstitielle.

Restent les observations dans lesquelles les lésions coronaires et endocardiques n'occupent que le second plan. Ce sont ces observations, et elles seules, que nous avons utilisées.

Malheureusement elles sont trop peu nombreuses pour permettre d'entreprendre une analyse séméiotique. Aussi nous bornerons-nous à une simple esquisse clinique.

III

Il s'agit en général de malades du sexe masculin, plus souvent au-dessous qu'au-dessus de la soixantaine, et dont le passé étiologique est muet dans la plupart des cas. Ces individus sont pris, à un moment donné, d'une *dyspnée* qui atteint assez rapidement une intensité notable et s'accompagne d'une *perte de forces* très marquée. Malgré quelques rémissions de peu de durée, ces signes ne font qu'augmenter, et le travail, que les malades ont dû interrompre, ne peut jamais être repris complètement; chaque tentative dans ce sens ramène une exacerbation de l'oppression et de l'état de fatigue ordinaires. Enfin, au bout d'un temps variable, l'*œdème* apparaît : malléolaire et fugace d'abord, mais bientôt plus étendu et fixe.

L'examen physique révèle alors les particularités suivantes :

Le *facies* est remarquablement pâle et cette pâleur contraste avec l'état de dyspnée permanente. Malgré un tel degré d'anémie, il n'est pas rare de rencontrer un habitus encore très robuste.

Le *cœur* est *hypertrophié;* les bruits de la pointe sont sourds et peuvent offrir le rythme de galop plus ou moins bien accentué. A la base on constate généralement un renforcement du second bruit aortique. Le pouls est *fréquent, régulier, résistant,* et l'artère dure.

L'auscultation pulmonaire révèle une respiration analogue à celle des emphysémateux, avec quelques sibilances au niveau des grosses bronches et des râles, ordinairement discrets, aux bases. La *toux* est modérée et *sans expectoration*. Le foie, augmenté ou non de volume, n'est guère douloureux. Les membres inférieurs présentent une infiltration de moyenne intensité. Les urines, d'abondance variable, peuvent ne pas contenir encore d'albumine.

L'état reste ainsi stationnaire, avec des oscillations portant surtout sur l'élément dyspnéique. Puis, à un moment donné, souvent sans raison apparente, la situation s'aggrave; l'œdème gagne la base du thorax et même les membres supérieurs ; la cyanose, le subictère, l'albuminurie apparaissent; la dyspnée revêt le type de *Cheyne-Stokes* et la mort survient dans le coma, avec ou sans phénomènes délirants ultimes.

La *durée totale* est difficile à apprécier exactement. Tout ce qu'on peut dire à cet égard c'est qu'il *ne paraît pas se passer en général plus d'un an à un an et demi entre le début des accidents* (reconstitué par l'interrogatoire du malade) *et la terminaison fatale*. Et encore celle-ci peut-elle être hâtée par l'éclosion de symptômes mortels à bref délai. La *marche* semble donc rapide, comparée à celle qu'on attribue aux maladies dites chroniques. C'est là une notion qui concorde parfaitement avec notre *conception histogénique* (chapitre IV).

Tels sont les signes que revêt la sclérose du cœur dans *sa forme la plus simple*, c'est-à-dire dégagée de ses complications angineuses ou emboliques. Est-ce à dire que la cirrhose myocardique soit l'unique source des symptômes que nous venons de décrire? Pour le démontrer, il faudrait encore faire la part des *lésions du système artériel* et des *causes mêmes de l'affection*, qui continuent jusqu'à la fin leurs effets : et sur le muscle cardiaque (comme nous l'a démontré l'anatomie pathologique) et certainement aussi sur l'économie. De ce côté tout est évidemment à trouver.

IV

Comparons maintenant les signes qu'on observe dans les cas de sclérose cardiaque avec ceux que les auteurs ont assignés à l'*anévrysme partiel*, et nous verrons que l'analogie est frappante.

Dans certains cas, le seul symptôme appréciable est l'*angine de poitrine;* et alors, à partir du premier accès, la maladie marche vite.

Ailleurs, le début se fait par la *dyspnée,* transitoire d'abord puis permanente, et l'affection se termine au milieu du *syndrome asystolique;* celui-ci peut être du reste interrompu par la mort subite, à une période quelconque de son évolution.

Enfin il n'est pas jusqu'au *type embolique* qu'on ne trouve mentionné à propos de l'anévrysme partiel.

L'allure générale est donc absolument la même que celle de la sclérose et, de fait, on ne comprend guère qu'il en puisse être autrement, les lésions étant identiques.

Il existe cependant, au moins dans certains cas, des *différences* entre les deux affections, mais celles-ci ne portent que sur les *signes locaux* et constituent en somme les caractères propres de l'*ectasie pariétale,* caractères dont nous n'avons point à nous occuper ici.

V

Le nombre de nos observations est trop restreint pour nous permettre d'aborder utilement l'*étude étiologique* des grandes scléroses cardiaques.

Ce que nous voulons simplement faire remarquer en terminant, c'est la *concordance* de la *clinique* et de l'*anatomie pathologique*. Cette concordance nous permet de penser que c'est du côté d'infections ou d'intoxications à marche assez rapide, et pas du tout du côté d'états diathésiques plus ou moins vagues, à allures lentes et progressives, qu'on trouvera un jour la solution du problème.

CONCLUSIONS

Parmi les scléroses du myocarde, il existe un groupe de cas — le plus important de tous — qui mérite le nom de *grande sclérose cardiaque*. Les caractères qu'on peut lui assigner à l'heure actuelle sont les suivants :

Anatomiquement, la grande sclérose répond à un cœur gros, régulièrement hypertrophié, dans les parois duquel se sont développées de nombreuses plaques cirrhotiques, dures ou molles suivant les points, et prédominant toujours dans la moitié inférieure du ventricule gauche. Le microscope montre que la mort s'est produite en pleine évolution de la fibrose et permet de reconstituer entièrement la marche de celle-ci. Au début, c'est une dégénérescence brutale de la fibre, procédant par foyers distincts ; la fibre disparue, c'est au contraire une édification scléreuse lente, sans infiltration leucocytique, et offrant deux stades principaux, l'un vasculaire, l'autre invasculaire. Les îlots malades se développent le plus loin possible des vaisseaux ; peu nombreux, ils restent clairsemés au sein des faisceaux musculaires ; abondants, ils se fusionnent et intervertissent par leur réunion la topographie normale du myocarde.

Aux altérations qui précèdent, se joignent constamment des lésions coronaires et endocardiques. L'arbre artériel est également pris dans sa plus grande partie, tandis que le rein peut demeurer quasi sain ou simplement cyanotique. Enfin les embolies, conséquences des thromboses intracardiaques, s'observent fréquemment.

Cliniquement, la sclérose du myocarde, lorsqu'elle n'est pas masquée par l'intensité des altérations coronaires et endocardiques (types angineux et embolique), se traduit par un ensemble de symptômes dont les suivants nous paraissent les plus importants : Début inopiné par *dyspnée* et *perte de forces.* — Caractères, intensité, évolution spéciale de la dyspnée — *paleur* excessive — *hypertrophie cardiaque* jointe à un affaiblissement des systoles et à un renforcement du second bruit aortique. *Pouls rapide, régulier* et *dur. Fixité* et *incurabilité* des *phénomènes asystoliques. Durée relativement courte.*

Nosographiquement, la grande sclérose est inséparable de l'*anévrysme partiel,* dont elle partage les lésions et les signes. Elle ne saurait être non plus séparée de l'artériosclérose des auteurs, dont elle partage l'*obscurité étiologique.*

Le mécanisme pathogénique ne peut être complètement défini. S'il est hors de doute que l'agent morbigène agisse directement sur l'endartère comme sur l'endocarde, on ne saurait affirmer que l'endartérite n'ait sa part dans la production de la dégénérescence granulo-fragmentaire. Il est vrai qu'on ne saurait non plus affirmer le contraire. Quelque soit le côté par lequel on l'aborde, cette question demeure donc insoluble. Mais ce qu'on peut affirmer, en revanche, parce que les faits sont là pour le démontrer, c'est qu'il s'agit de phénomènes à évolution successive et non progressive, assez rapide et non très lente.

OBSERVATIONS

Observation I (Personnelle). — *Grande sclérose.* — *Type asystolique.*

Le nommé Mill..d Jean, âgé de 62 ans, entre le 21 août 1888 à l'hôpital Tenon, salle Lelong, n° 15, dans le service de M. le docteur Landouzy.

Antécédents héréditaires. — Père mort de diarrhée à 64 ans; mère morte d'accidents paralytiques, en 8 jours, à 65 ans. Un frère et une sœur bien portants; une autre sœur sujette à des phénomènes dyspnéiques.

Antécédents personnels. — A eu cinq enfants; deux sont morts, l'un de méningite, à 17 ans; l'autre subitement, à 28 ans; les trois survivants jouissent d'une bonne santé.

De 20 à 35 ans, il a souffert de douleurs rhumatismales qui l'obligeaient tous les ans à prendre le lit pendant un laps de temps variant entre une semaine et un mois.

Vers l'âge de 25 ans, il a éprouvé, un certain nombre de fois, des sensations de constriction à la base du thorax. Celles-ci survenaient la nuit, s'accompagnaient de dyspnée *à dolore*, s'exagéraient au moindre mouvement et disparaissaient au bout d'une dizaine de minutes pour recommencer quand le malade venait à se rendormir. Cet état a été accompagné de cauchemars. Sujet aux maux de tête jusqu'à 40 ans. Ethylisme modéré.

Histoire de la maladie. — Depuis trois ou quatre ans « bronchite » tous les hivers. Il y a six ans qu'il est oppressé quand il fait des efforts tant soit peu marqués. Au mois de mars dernier (le 18), il entre à l'Hôtel-Dieu-Annexe pour une nouvelle « bronchite » non accompagnée d'œdème des membres inférieurs (comme les précédentes, du reste). Il toussait beaucoup et ne crachait presque pas. On le traita par les pointes de feu et il sortit amélioré.

Après un repos de quinze jours chez lui, il put travailler pendant trois semaines. Mais la dyspnée le reprit, il se mit à tousser de nouveau ; en même temps les jambes enflèrent et la marche devint très difficile.

Enfin l'oppression étant devenue telle qu'il était obligé de passer tout son temps, jour et nuit, sur une chaise, il se décida à entrer à Tenon, où il fit un court séjour (deux semaines) au mois de juin.

En juillet il passe également une quinzaine à l'hôpital, mais cette fois à Broussais. Il rentre alors à nouveau chez lui, où il est resté jusqu'à présent.

Pendant tout ce temps, le malade n'a jamais présenté ni épistaxis, ni vomissements, ni diarrhée, ni troubles de la vue. En juin il a craché une fois un peu de sang et a eu un étourdissement. Il n'a cessé de s'alimenter qu'à sa sortie de l'hôpital Broussais.

Examen à l'entrée. — Anasarque respectant la face. Œdème très marqué aux membres inférieurs, moyennement aux bourses, moins encore aux régions déclives du tronc et des membres supérieurs. Pâleur. Malgré la gravité de son état, le malade offre encore une musculature bien développée. Cercle sénile peu accentué. Subictère conjonctival. Langue rouge et sèche. Jugulaires dilatées mais sans battements, sans pouls veineux Légère voussure précordiale. La pointe du cœur bat dans le cinquième espace, à un travers de doigt en dehors du mamelon. Le premier bruit à la pointe est un peu roulé, le second à la base offre de temps en temps un dédoublement fugace en rapport avec les troubles du rythme respiratoire.

La matité hépatique commence en haut, à deux travers de doigt au-dessous du mamelon, et occupe 13 centimètres sur la ligne mamelonnaire. Pas de traces d'ascite. La rate donne deux travers de doigt de submatité au-dessus du rebord costal gauche.

Poumons. — Rien de spécial en avant ; en arrière : à gauche, submatité dans les deux tiers inférieurs avec râles sous-crépitants moyens, au premier temps très sonores. Le murmure vésiculaire diminue progressivement d'intensité du sommet à la base ; — à droite, râles sous-crépitants, submatité (mais plus marquée) et, dans le tiers inférieur, disparition presque complète du bruit respiratoire avec retentissement égophonoïde de la voix (égophonie incomplète). Le rythme de la respiration rappelle plutôt ce qu'on a nommé l'asthme urémique que le phénomène de Cheyne-Stokes proprement dit. Le malade fait une série de respirations suspirieuses, brusques, rapprochées, pendant lesquelles il renverse la tête en arrière, en ouvrant convulsivement la bouche et en proférant souvent une sorte de plainte ; puis la respiration redevient calme et silencieuse. Pendant les respirations suspirieuses, le malade ne répond pas aux questions, et le pouls tombe à 60 environ ; en dehors d'elles, la connaissance est parfaite et le pouls se maintient à 96, régulier, assez ample, assez fort, d'une tension au-dessus de la normale. Ni toux, ni expectoration.

Les *urines* sont peu abondantes, sédimenteuses, contiennent de l'albumine en abondance, mais ni sucre ni indican.

Traitement : huit ventouses scarifiées, injections d'éther.

Evolution des accidents. — Le 22 août. — Mêmes signes qu'hier, sans aggravation. Les urines contiennent 1 gr. 75 d'albumine (tube d'Esbach). On prescrit six grammes d'eau-de-vie allemande et des ventouses sèches ; Todd et potion calmante.

Le 23. — Urines des 24 heures : 200 cent. cubes. La respiration affecte actuellement le type de Cheyne-Stokes (*apnée* 12 secondes, *hyperpnée* 40 secondes environ ; pendant les 40 secondes d'hyperpnée, 30 mouvements respiratoires en moyenne) ; saignée de 100 gr.

Le pouls est toujours régulier, mais sa fréquence oscille avec les modifications de la respiration.

Le 24. — Urines : 800 cent. cubes. Elles contiennent 1 gr. 50 d'albumine et 12 gr. 41 d'urée. Hier soir délire très violent. Aujourd'hui rien de spécial à noter.

Le 25. — Urines : 300 cent. cubes. Très agité encore la nuit dernière.

Le 26. — Urines : 500 cent. cubes. Plus calme hier soir. Six ventouses scarifiées.

Le 27. — Urines : 300 cent. cubes. Six nouvelles ventouses scarifiées. Mieux.

Le 28. — Urines : 200 cent. cubes. Etat stationnaire.

Le 29. — Urines : 500 cent. cubes. Le soir, Cheyne-Stokes (*apnée* 25 secondes, *hyperpnée* 25 secondes) affaissement, demi-coma. Pouls suivant toujours les variations du rythme respiratoire.

Le 30. — Urines : 1 litre.

A partir du 31 août. — Affaiblissement progressif, délire. Enfin, mort le 2 septembre, à 2 heures du matin.

Pendant tout son séjour à Tenon, le malade n'a présenté aucune élévation thermique (température oscillant entre 36° et 37°).

Autopsie (le 3 septembre au matin). — *Encéphale.* — Œdémateux, congestion peu intense du système veineux. Athérome modéré des artères de la base, plus marquée au niveau des sylviennes. Anémie de la substance cérébrale.

Foie. — 2780 gr. Légère augmentation de volume. Flasque, un peu granuleux à la surface, principalement au niveau des bords et du lobe gauche. A la coupe : type de foie muscade.

Reins. — Gauche : 200 gr. Droit : 160 gr. Volume normal. La capsule se détache assez difficilement par places. Quelques kystes à la surface. A la coupe : congestion ; la substance corticale ne semble pas atrophiée.

Rate. — 270 gr. Dure. Périsplénite très accusée.

Plèvres. — Liquide abondant.

Poumons. — Aux deux bases noyaux d'apoplexie pulmonaire entourés d'une zone broncho-pneumonique plus ou moins accusée. Dans le reste du parenchyme congestion à élément œdémateux prédominant

Péricarde. — Contient peu de liquide.

Origine de l'aorte. — Peu athéromateuse.

Examen spécial du cœur. — Macroscopiquement

Poids 880 grammes. Cor bovinum. Hypertrophie considérable des ventricules, surtout du gauche. Ces cavités, ainsi que les oreillettes sont fort dilatées.

Pas d'autre altération valvulaire qu'un peu d'opacité de la valve droite de la mitrale. Coronaires modérément athéromateuses.

Tissu myocardique : un certain nombre de foyers scléreux disséminés dans l'épaisseur du ventricule gauche et de la cloison interventriculaire. Ces foyers offrent un volume variable et affectent, suivant la direction des fibres au point où ils se rencontrent, une apparence striée sous une figure insulaire. Mêmes variétés sous le rapport de leur coloration, qui se montre plus ou moins blanchâtre, mais *jamais nacrée*. Les piliers de la mitrale sont peu atteints. Pas d'altérations visibles à l'œil nu dans le cœur droit et l'oreillette gauche. Les lésions que nous avons mentionnées sont presque exclusives à la partie inférieure du ventricule et de la cloison.

Microscopiquement

Le cœur a été divisé en 47 *fragments*, qui tous ont été étudiés histologiquement. Avant de relater les résultats de cette étude, nous devons prévenir que les coupes mentionnées sans indication spéciale sont celles qui ont été colorées au picrocarmin et montées dans la glycérine.

A. Moitié inférieure du ventricule gauche. — I. Coupes répondant à la face antérieure

A. L'une, horizontale, ne montre que quelques foyers de sclérose très petits, limités aux colonnes charnues adhérentes à la paroi. Cette sclérose, développée ou non au voisinage des gaines vasculaires, est constituée par du tissu fibroïde adulte, affectant la disposition dite périfasciculaire dont nous parlerons ultérieurement.

B. L'autre, *verticale*, offre aussi quelques îlots semblables, également sans importance. On y trouve, de plus, sur l'épicarde une petite zone de dégénérescence granulo-fragmentaire analogue à celles que nous allons décrire plus longuement tout à l'heure.

— *Dans les deux préparations* qui précèdent, on note en de très nombreux points la lésion décrite par MM. Renaut et Landouzy. Nous désignerons désormais, pour abréger, par les trois lettres L. R. L.

II. Coupes répondant à la face postérieure

A. *Coupe horizontale.* —Elle présente à étudier tour à tour des alternations de la paroi et des colonnes charnues qui s'y insérent. L. R. L.

Paroi. Faibles grossissements (Obj[s] 00, Nachet et 1 Vérick; Oc. 1 Verick). La première chose qui frappe c'est la disparition du tissu myocardique dans tout ou partie de l'épaisseur de la paroi. A sa place se voient des foyers auxquels le picrocarmin prête une teinte saumonée et qui, fibrillaires ou fibroïdes suivant leur degré de condensation, donnent l'idée d'une trame lâchement unie et toujours orientée comme l'étaient les faisceaux musculaires auxquels elle s'est substituée. Ici presque tous ces îlots sont longitudinaux, ce qui se conçoit, étant connue l'histologie topographique des ventricules. Ils sont plus ou moins ponctués et surtout striés de rose et de vert foncé suivant leur teneur en sclérose et leur richesse en capillaires. Isolés en certains points, ils s'anastomosent ailleurs et interceptent alors des espaces où persistent des lambeaux de tissu musculaire (altéré ou non) groupés autour des sections vasculaires et leur formant une sorte de gaine surajoutée. Ces sections vasculaires, disons-le de suite, répondent surtout à des veines, quelquefois à des artères, dans certains cas à une gaine conjonctive contenant ces deux ordres de vaisseaux. Aucune lésion du côté de ces divers organes. En dehors des foyers dont il vient d'être question, on ne trouve d'endartérite que sur deux artères de l'épicarde et encore est-elle peu marquée.

Une altération presque aussi répandue que celle qui précède, c'est la dégénérescence granulo-fragmentaire. On distingue facilement les groupes musculaires qui en sont atteints à leur coloration plus foncée et à l'atrophie ordinaire d'un grand nombre des fibres qu'ils contiennent. Cette atrophie leur donne une apparence clairsemée toute spéciale.

Les îlots de dégénérescence granulo-fragmentaire peuvent n'offrir aucun rapport avec les foyers mentionnés en commençant et qui, disons-le de suite, répondent presque tous à ce qu'on peut nommer la sclérose molle; mais ils peuvent aussi se trouver situés entre ces derniers et les parties encore saines du myocarde.

Mentionnons, pour terminer cette vue d'ensemble, la présence dans un foyer de sclérose molle d'une zonule hémorragique.

Forts grossissements (Oc[s] 1-3 ; Obj[s] 3-8 Leitz). — Nous n'allons décrire les foyers de sclérose molle et de dégénérescence granulo-fragmentaire que vus suivant leur longueur, car leur aspect en section transversale ressortira bien mieux de l'étude des coupes ultérieures.

Foyers de sclérose molle. — Ils apparaissent, dans les conditions où nous les étudions maintenant, comme formés de nattes fibroïdes et ondulées, d'une couleur rose vif, séparées par des fentes ou par des espaces contenant des fibres plus ténues et moins colorées. Dans ces fentes et dans ces espaces se trouvent des capillaires à direction longitudinale, des dépôts pigmentaires en série assez régulière, et des cellules dont le plus grand nombre, fusiformes, sont orientées comme le réseau capillaire lui-même. D'où une disposition stratifiée beaucoup moins instructive que l'aspect des coupes transversales, mais qu'il faut cependant connaître.

Ilots de dégénérescence granulo-fragmentaire. — On les voit surtout sous l'épicarde, où ils affectent des apparences différentes selon leur degré d'ancienneté. Récents, ils se manifestent par les caractères suivants : changement de couleur de la fibre, qui du rouge orange est devenue terre de Sienne brûlée ; disparition du noyau ; disparition ou obscurcissement très marqué de la double striation ; présence de granulations en général très fixes et très abondantes ; quelquefois déjà commencement de fragmentation.

Plus tard les éléments musculaires s'atrophient, se désintègrent en se réduisant en blocs assez volumineux mais destinés à se diviser eux-mêmes, et abandonnent ainsi progressivement les logettes qui les contenaient.

Pendant toute cette évolution, dont on peut reconnaître avec la plus grande facilité tous les termes intermédiaires, il ne se passe rien d'anormal du côté du système capillaire de la région atteinte : ni congestions, ni hémorragies, ni diapédèse.

L'acide osmique permet de constater qu'à aucun moment il ne se produit de gouttelettes graisseuses au sein des fibres malades.

Enfin l'éosine hématoxylique confirme non seulement la disparition du noyau, mais encore les autres modifications que nous avons décrites.

Piliers. — Au niveau du point d'insertion de l'un d'eux, plaque scléreuse assez grande pour être visible à l'œil nu, irrégulière et allongée transversalement. Réfringente et rose vif à la périphérie, elle offre une coloration jaune écru au centre. Cet aspect répond : d'une part à la présence de nattes fibroïdes serrées et onduleuses, séparées par un certain nombre de cellules fusiformes, et entremêlées de fibres élastiques ; d'autre part à l'intrication lâche de fibrilles presque incolores. Vaisseaux capillaires en petit nombre, mais plus abondants dans la zone centrale. Quelques éléments musculaires un peu atrophiés épars dans le foyer.

Au niveau des colonnes charnues proprement dites, petits îlots périfasciculaires comme nous en avons déjà vu plus haut.

B. *Coupe verticale.* — Ici pour la clarté de la description il nous faut étudier successivement les deux tiers inférieurs de la paroi; son tiers supérieur, les colonnes charnues dépendantes du fragment, L. R. L.

Deux tiers inférieurs de la paroi. Faibles grossissements (ubi supra pour l'indication des Oc et Obj.). — Nombreux foyers de coloration saumonée presque tous coupés transversalement dans les régions externes de la coupe. Ici, étant donnée leur orientation, ils sont plutôt caractérisés par un aspect ponctué (alternativement rose et vert foncé) que par une disposition striée. Leur volume est d'ailleurs des plus variables : tandis que les plus petits sont épars au sein du myocarde, les grands s'unissent en se confondant plus ou moins largement par leur périphérie, et forment un fond dont la surface l'emporte de beaucoup en étendue sur les parties restées saines (dans le tiers moyen de la préparation seulement). Celles-ci sont toujours formées de zones musculaires entourant les vaisseaux, et donnant lieu suivant la direction de ceux-ci à des images de forme variée qu'il nous faut brièvement décrire maintenant.

Notons tout d'abord que la plupart des vaisseaux en question sont des veines. Lorsqu'ils se présentent en section transversale, les vestiges du tissu myocardique leur forment un manchon tantôt complet et régulièrement circulaire, tantôt interrompu et permettant au tissu scléreux d'aborder la paroi vasculaire qui n'est pas pour cela fatalement indurée. Lorsqu'ils se présentent en long, c'est une double bordure de fibres musculaires qui les accompagnent dessinant ou non les ramifications qui peuvent en émaner. Dans ce dernier cas on voit parfois des images très élégantes. Ces images rappellent ce qu'on observe dans certains foies cardiaques avec désintégration des zones sus-hépatiques, quand un espace porte environné de trabécules demeurées saines, chemine au sein des zones détruites en émettant des branches munies, elles aussi, d'une gaine de parenchyme respecté.

Si les vaisseaux plongés au milieu du foyer ont perdu toute bordure musculaire adventice, leur aspect change. Les veines restent béantes (au moins celles de calibre suffisant pour être vues à un faible grossissement — condition où nous sommes actuellement placés), mais leur paroi sclérosée se confond plus ou moins avec le tissu voisin. Les artères peuvent se conduire de même, mais on en voit également qui tendent à disparaître en laissant à leur place un nodule, que nous aurons à étudier plus tard.

Pour en finir avec l'aspect général des grands foyers scléreux, disons qu'ils sont sillonnés perpendiculairement à leur direction par des lignes roses représentant les gaines vasculaires préexistantes dont la paroi s'est épaissie à un degré variable; et par des fentes, moins abondantes que normalement, mais tranchant nettement sur le tissu malade.

Avant d'entrer dans la description détaillée des lésions que montre la préparation, il convient de les distinguer d'abord les unes des autres. A ce point de vue, nous n'aurons pas à envisager seulement les grands et les petits foyers de sclérose molle (admirablement disposés ici pour être étudiés en coupe transversale), mais encore des foyers qui leur sont identiques comme physionomie générale et comme topographie, mais qui se montrent dépourvus de tout élément scléreux ; nous les désignerons sous le nom de foyers de transformation réticulaire. Enfin nous retrouvons ici les îlots de dégénération granulo-fragmentaire, soit isolés soit mélangés intimement à d'autres lésions.

Forts grossissements. — Foyers de transformation réticulaire. — Ces foyers, étudiés en coupe transversale, se montrent constitués comme il suit : une série d'aréoles formées par les logettes périmusculaires normales, contiennent dans leur paroi les capillaires à peine dilatés et dans leur cavité des blocs de pigment, dernier vestige des fibres cardiaques disparues. L'aspect est absolument comparable à celui que donne une coupe du cœur traitée par le pinceau. Toutefois, ici, nous trouvons comme conséquence de l'absence des éléments myocardiques un tassement assez marqué de la trame conjonctivo-vasculaire.

Le foyer réticulaire, lorsqu'il se présente en section longitudinale, ne révèle aucun nouveau détail. Mais quelle que soit l'incidence de la coupe, on n'y rencontre jamais d'infiltration embryonnaire (éosine hématoxylique). C'est donc une lésion d'aspect excessivement simple.

Ilots de dégénération granulo-fragmentaire vus en travers. — Ils sont nombreux dans la préparation qui nous occupe, soit purs, soit combinés à la transformation réticulaire. Dans le premier cas, on retrouve la coloration de la fibre dont nous avons parlé, l'absence de noyau, etc., et l'altération se traduit par un éclatement très net de l'élément musculaire, dont les fragments disjoints dessinent encore pendant quelque temps un cercle brisé. Dans le second cas, on reconnaît tous les intermédiaires entre la dégénérescence myocardique et la disparition complète de la substance contractile, ce qui démontre d'une façon irréfutable le mode de succession des lésions que nous venons d'étudier.

Foyers de sclérose molle vus en travers. — Petits foyers. — La trame aréolaire est plus tassée ici que dans les îlots de transformation réticulaire ; aussi les espaces délimités par les anciennes logettes sont-ils plus petits et plus irréguliers dans leur forme. En même temps qu'elle se tasse, la gangue conjonctive s'épaissit, elle acquiert progressivement la propriété de se colorer en rose vif par le carmin, au moins dans un certain nombre de points. Le contenu des fissures est toujours le même : du pigment en granulations tantôt isolées, tantôt et le plus souvent réunies en bloc de forme variée. Les capillaires ne sont guère plus dilatés que dans les îlots de transformation réticulaire. Enfin il n'existe nulle part d'accumulation d'éléments lymphatiques. Cela ne veut pas dire qu'on ne puisse rencontrer çà et là une cellule migratrice, mais la présence en est toute fortuite et les noyaux que montre l'éosine hématoxylique n'appartiennent guère qu'aux cellules fixes de la charpente connective et à l'endothélium capillaire.

Grands foyers. — Leur structure est moins homogène que celle des îlots plus petits. En effet, en dehors de la sclérose molle qui domine et donne à toute la région son caractère général, il existe en bien des points des parties plus jeunes ou plus âgées. Nous avons décrit précédemment les premières, les autres feront l'objet d'une étude ultérieure. Pour le moment, occupons-nous du contenu varié que les foyers doivent à leur volume. Ce contenu, ce sont les vaisseaux artériels et veineux, et les lambeaux de myocarde respecté groupés ou non autour d'eux. Quand elles cheminent en plein tissu malade, les artères sont toujours atteintes de périartérite, sous forme d'une zone circulaire de colonnettes arrondies, rosées et tassées les unes contre les autres (en coupe transversale) ; l'endartérite est fréquente, souvent très accentuée, mais elle peut parfaitement faire défaut. D'une façon générale, les artérioles sont beaucoup plus atteintes que les artères d'un certain calibre. Pareille distinction n'existe pas pour les veines, qui gardent leur béance physiologique ou à peu près. Les plus grosses, quoique confondues avec le tissu scléreux, montrent toujours autour de leur lumière un cercle rose très réfringent, dernier vestige d'une paroi propre ; les petites veinules, par une modification analogue, forment, quand elles courent longitudinalement, ces traînées rosées que nous avons décrites plus haut.

Envisagées dans leur structure, les parties de myocarde respectées par la sclérose molle se montrent tantôt saines, tantôt atteintes d'une modification spéciale que nous n'avons pas encore rencontrée, l'*état vacuolaire*. Celui-ci se voit aussi à la périphérie des foyers et même dans les régions saines de la paroi ventriculaire où nous le retrouverons plus tard. Son aspect en coupe transversale est caractéristique : dans l'intérieur du cercle qui figure la fibre musculaire cardiaque, apparaît un reticulum à travées d'autant plus nombreuses et plus délicates que les vacuoles sont plus abondantes. Quand elles confluent, l'élément myocardique ne représente plus qu'un anneau (rouge orangé foncé par le picrocarmin — rose vif par l'éosine) limitant un espace clair. Cet espace répond sans doute à un liquide très aqueux, car il reste incolore après l'action de tous les réactifs usuels. Enfin, le noyau persiste, toujours hypertrophié, parfois pâli. Vue en long, la fibre offre une dissociation très remarquable de ses cylindres primitifs, dans une étendue proportionnelle à celle qu'occupe le liquide accidentellement développé au sein du protoplasma. Si une des extrémités est libre, la forme se rapproche de celle d'un balai. Si la cellule musculaire est isolée, elle revêt une apparence broussailleuse due à l'intrication désordonnée des cylindres élémentaires.

Tel est l'état vacuolaire qui débute par une hypertrophie de la fibre, si elle est saine, mais qui peut l'envahir aussi quand elle est en voie d'atrophie simple. Il se termine par la dissociation en cylindres primitifs et la segmentation de ceux-ci en disques primitifs.

Une lésion qui affecte avec la précédente les plus grands rapports, c'est celle que nous nous proposerons de nommer « *état fendillé* », elle se confond d'ailleurs à la limite avec l'état vacuolaire, dont elle ne paraît être qu'un degré atténué. Les fibres qui présentent cette modification montrent une exagération frappante de leur striation longitudinale, aspect que nos maîtres M. le Pr Cornil et M. Brault avaient déjà remarqué sur des cœurs d'artério-scléreux. Vu en travers, l'élément myocardique offre un développement plus considérable de son protoplasma, d'où un relief spécial des cylindres primitifs. Les champs de Cohnheim sont par là même schématisés en quelque sorte. Parfois on constate dans le protoplasma une ou deux vacuoles de très petit volume.

Ajoutons, pour terminer ce qui a trait au myocarde avoisinant les foyers, ou compris dans leur intérieur, que les fibres saines ou atteintes des deux lésions qui précédent présentent en un certain nombre de points les caractères d'une atrophie plus ou moins avancée.

Il ne nous reste plus maintenant qu'à mentionner l'état du muscle cardiaque en dehors des zones de sclérose molle. Çà et là, avons-nous dit, on voit une ou deux fibres vacuolaires ; ailleurs c'est au fendillement qu'on a affaire. Quant à l'hypertrophie des noyaux, elle offre une diminution également irrégulière et n'est pas constante à la périphérie des îlots malades. On peut la trouver sans altération vacuolaire et sans augmentation de volume de la fibre. Nous ajouterons, à propos de ce dernier point, que nos recherches histologiques n'ont pas porté sur la question de l'hypertrophie cardiaque.

Telles sont les principales lésions qui apparaissent dans les deux tiers externes de la préparation. Quand on se rapproche de l'endocarde, tous les foyers se disposent longitudinalement. Ils demeurent séparés de la séreuse par une bande de tissu myocardique respecté. Nous ne relèverons dans ces parties que les détails fournis par la présence de zones hémorragiques et par certaines altérations de l'endocarde.

Les *zones hémorragiques* contiennent ou non des amas de fibres musculaires. Dans le premier cas, voici ce que l'on observe : les éléments myocardiques prennent par le picrocarmin une coloration brun orangé (à la place de la teinte rouge orangé ordinaire), et par l'éosine un ton rose jaunâtre absolument anormal. La striation est conservée, mais le noyau fait partout défaut (hématoxyline); d'ailleurs, aucune gouttelette soit protéique, soit graisseuse. Il s'agit donc d'une véritable nécrobiose de la cellule contractile. Si l'on recherche quelles modifications ultérieures vont survenir dans les faisceaux mortifiés, on se convainc facilement que la striation persistante, après s'être exagérée dans les deux sens, longitudinal et transversal, aboutit à un égrènement en disques primitifs. Cet égrènement n'est pas précédé, comme dans l'état vacuolaire, par une dissociation des cylindres élémentaires.

Quant à l'hémorragie proprement dite, elle n'offre rien de spécial à considérer. Tantôt elle est limitée à la périphérie de l'îlot musculaire, tantôt au contraire elle s'infiltre plus ou moins complètement entre les cellules myocardiques.

Lorsque l'extravasation se produit en plein tissu de sclérose molle, elle occupe une étendue le plus souvent limitée, et laisse à sa place des traînées pigmentaires plus abondantes que celles qui résultent de la destruction pure et simple des fibres musculaires. Nous reviendrons sur ce point, à l'occasion de préparations plus démonstratives. Pour le moment, disons un mot de l'état de l'*endocarde*.

Quand on l'examine avec attention, on voit que par places son épaisseur est augmentée et ses éléments tuméfiés et séparés les uns des autres. Il donne insertion à des caillots de petit volume mais anciens et adhérents. Nous reviendrons, à l'occasion de l'étude d'autres cas de sclérose cardiaque, sur les lésions endocardiques qui, ici, sont modérément accentuées et limitées dans leur expression anatomique.

Tiers supérieur de la paroi. — Il offre, à son union avec les deux tiers inférieurs, un foyer stellaire, rose, au sein duquel demeurent encore un certain nombre de fibres musculaires isolées ou en très petits groupes. Ce foyer est formé de colonnettes fibroïdes plus ou moins tassées suivant les points. Par places elles ne sont que juxtaposées, ailleurs des fissures les séparent, fissures très petites et vides, ou plus grandes et remplies d'un peu de tissu conjonctif, lâche et frêle. Les vaisseaux, modérément abondants, sont représentés par des capillaires, un certain nombre de veinules qui semblent plus grosses que celles des régions normales voisines, et par deux artérioles saines.

Piliers. — Ils contiennent quelques petits foyers de sclérose molle, et de dégénération granulo-fragmentaire, et même un petit îlot rosé vu en long, comme les autres. Rien de spécial dans tout cela.

. . . .

B. Moitié supérieure du ventricule gauche. — I. Coupes répondant à la face antérieure

(*A*) Deux coupes, *horizontales*, montrent un peu de sclérose périfasciculaire, dans les piliers ; et par places, dans la paroi, quelques foyers de sclérose molle qui semblent affectionner les gaines vasculaires et revêtir la forme hémorragique, mais toutes ces lésions sont très limitées. L. R. L. Artères saines (ce que nous représenterons dorénavant par le signe A. S.).

(*B*) Trois coupes, *verticales*, ne dénotent que quelques îlots scléreux périfasciculaires, au voisinage de l'anneau mitral. L. R. L. — A. S.

II. Coupes répondant à la face postérieure

(*a*) L'une, *horizontale*, est semée dans un de ses tiers externes d'une série de foyers de sclérose molle confluents et prolongés en une bande mince qui s'insinue à la face interne de la paroi, dans sa plus grande étendue (séparée toujours de l'endocarde par une bande de tissu sain). Cette zone malade comprend aussi des îlots de dégénération et des points hémorragiques.

Un certain nombre d'artères sont oblitérées dans ces parties.

La paroi ventriculaire contient, en dehors de son tiers le plus atteint, quelques nids de dégénération granulo-fragmentaire.

Les piliers (qui représentent ici le système du muscle papillaire postérieur) sont : les uns normaux, les autres plus ou moins complètement altérés. On y rencontre toute la série des lésions déjà mentionnées dans les coupes précédentes : foyers de dégénération granulo-fragmentaire et de transformation réticulaire associés à des îlots de sclérose molle. Les artères en ces points sont presque toutes affectées d'endartérite très marquée, avec ou sans épaississement de la tunique extrême. Dans les parties saines au contraire ces modifications vasculaires sont plus rares et moins profondes ; par contre, on y trouve çà et là de la sclérose périfasciculaire, surtout autour des gaines artérielles.

La paroi et les piliers présentent très nettement la L. R. L.

(*b*) De trois autres coupes, *verticales*, l'une intéresse le muscle papillaire postérieur, les autres la paroi.

La première offre un petit foyer presque complètement scléreux dans une de ses moitiés, tandis que l'autre plus lâche se colore mal et contient plus de vaisseaux et une certaine quantité de pigment.

Dans la préparation, quelques artères un peu rétrécies avec ou sans épaississement fibroïde de leur gaine.

Une coupe, traitée par l'hématoxyline, laisse voir dans plusieurs points, et notamment près de l'endocarde, des noyaux musculaires hypertrophiés et souvent plus pâles que normalement. L. R. L.

Les deux autres coupes ne révèlent que quelques foyers périfasciculaires et de très petits îlots de dégénérescence granulo-fragmentaire et de transformation réticulaire sous l'épicarde. L. R. L. — A. S.

G. Moitié inférieure du ventricule droit. — I. Coupes horizontales

(*a*) *Dans l'une* absolument rien à noter (A. S. *pas L. R. L.*).

(*b*) *Dans l'autre* un foyer type de sclérose molle occupant une petite colonne charnue sessile et très exactement coupé en travers.

Au centre, artériole absolument saine entourée d'un collier musculaire très réduit. — Pas de L. R. L.

II. Coupes verticales

Au nombre de *deux*. Pas la moindre lésion.

D. Moitié supérieure du ventricule droit. — I. Coupes horizontales

(*a*) *Trois sont pratiquées* juste au niveau du milieu de la hauteur du ventricule et respectivement sur la face antérieure, le bord droit et la face postérieure.

La première et la dernière n'offrent rien d'anormal.

Celle du bord droit montre dans une de ses moitiés un certain nombre de zones de dégénération granulo-fragmentaire et rien de plus. (A. S. Pas de L. R. L.)

(*b*) *Trois sont pratiquées* plus haut mais symétriquement aux premières.

L'antérieure et la postérieure sont encore indemnes de toute lésion.

La moyenne n'offre qu'une endartérite assez marquée, d'un artère de l'épicarde (correspondant au foyer de dégénération de tout à l'heure ?).

II. Coupes verticales

Encore *au nombre de trois*. La postérieure et l'externe ont un aspect anormal dans toute leur étendue. L'antérieure possède, au niveau d'un relief charnu, quelques foyers de sclérose molle et de dégénération granulo-fragmentaire, tous de faible volume.

III. Coupes de l'infundibulum

L'une, *horizontale*, à la partie moyenne de l'infundibulum, l'autre, *longitudinale*, intéressant l'orifice de l'artère pulmonaire. Rien à noter.

E. Moitié inférieure de la cloison interventriculaire. — I. Coupes répondant à la partie antérieure

Deux coupes, l'une *horizontale* et l'autre *verticale*, ne montrent que quelques points de sclérose périfasciculaire. A. S. Pas de L. R. L.

II. Coupes répondant à la partie postérieure

(*a*) *Coupe horizontale.* — *Vue d'ensemble.* — Le tiers gauche de la cloison proprement dite et toute la naissance de la paroi postérieure du ventricule gauche sont atteints de sclérose molle.

Il en est de même de la partie la plus reculée du septum et des piliers du ventricule droit qui s'y insèrent. L'artère qui chemine dans le sillon postérieur n'offre aucune lésion. Une bande de tissu sain double partout l'endocarde. Enfin, la majorité des foyers que nous venons de signaler s'anastomosent largement entre eux. L. R. L.

Détails. — *Paroi.* — La sclérose molle se présente suivant les points en coupe transversale ou longitudinale ; elle est également susceptible de quelques variations de structure selon sa période de développement ; de plus elle contient un certain nombre d'îlots hémorragiques.

Piliers. — Du côté gauche, sclérose molle et état reticulaire par zones. Ces lésions se voient dans tous les piliers. Du côté droit quelques foyers mais plus petits.

(*b*) *Coupe verticale.* — Un petit nombre de foyers de faible dimension à l'une des extrémités de la préparation. Pas de L. R. L. — A. S. partout.

F. Moitié supérieure de la cloison interventriculaire. — I. Coupes horizontales

Au nombre de trois. L'une, antérieure, et l'autre, moyenne, sont indemnes de sclérose (L. R. L. — A. S.)

La troisième, postérieure, contient quelques foyers de sclérose molle et de dégénération granulo-fragmentaire coupés les uns en long, les autres transversalement. En dehors de ces points, où une artériole est nettement sténosée, A. S. — L. R. L.

II. Coupes verticales

(*a*) *Trois au-dessus des précédentes*. L. R. L. — A. S. Dans l'une, un peu de sclérose périfasciculaire avec épaississement de la gaine de quelques artérioles.

(*b*) *Deux au niveau de la partie supérieure de la cloison* (contenant même l'origine de la cloison interauriculaire). Dans la première un peu de sclérose périfasciculaire. Dans la seconde quelques îlots de sclérose molle. Dans les deux : A. S. — L. R. L.

G. Oreillette gauche

Trois coupes (horizontale, verticale et coupe de l'auricule) normales.

H. Oreillette droite

Deux coupes (*horizontale et verticale*) normales; une coupe de l'auricule montre dans un relief charnu, des fibres en dégénération granulo-fragmentaire. Pas L. R. L. — A. S.

I. Cloison intauriculaire

Etudiée dans les coupes de la cloison des ventricules. Deux *préparations :* aspect normal.

Observation II. — (Due à l'obligeance de notre excellent maître M. Letulle. — La partie histologique nous est personnelle.)

Grande sclérose. — Type asystolique

Fi..s (Théodore), 52 ans. Apparence robuste. Entré le 8 mars 1889 à l'hôpital Tenon, salle Parrot, n° 32, dans le service du Dr Letulle.

Ce malade entre en pleine asystolie; l'anasarque est considérable et s'accompagne d'une dyspnée extrême. Les quelques renseignements que l'on peut obtenir sont les suivants :

Le malade n'a jamais eu d'attaque de rhumatisme articulaire aigu. Hémorroïdaire depuis sa jeunesse, il a été sujet jusqu'à l'âge de quarante-huit ans à un flux régulier. Il y a trois ans le malade a eu une épistaxis considérable qui nécessita le tamponnement des fosses nasales, puis survint un embonpoint extrême; enfin il y a un an une première attaque d'asystolie se produisit, et depuis lors, presque chaque mois, l'anasarque et la dyspnée reparurent par accès.

Il y a près d'un mois que le malade est dans l'état où nous le trouvons aujourd'hui. Les urines sont rares, albumineuses; le pouls est rapide, précipité, régulier; œdème pulmonaire extrême; cyanose très accusée à la face et aux extrémités; insomnie, inappétence, constipation.

Après une saignée de 500 grammes, suivie de l'administration répétée de purgatifs drastiques,un certain soulagement se produisit pendant quelques jours; les bruits du cœur se ralentirent et l'on put percevoir un souffle doux, systolique à la pointe, sans bruit de galop. La digitale fut essayée à plusieurs reprises, et le malade succomba dix jours après son entrée.

Autopsie. — Le *cœur*, considérablement hypertrophié et dilaté,pèse 750 grammes. Surcharge graisseuse au niveau des régions d'élection.

Le ventricule gauche mesure 11 centimètres de hauteur et 2 centimètres d'épaisseur. Les valves de la mitrale sont légèrement épaissies sur leurs bords. L'orifice mitral mesure 120 millimètres.

L'orifice aortique est suffisant; les valvules sigmoïdes sont saines. Quelques plaques athéromateuses apparaissent disséminées le long de la crosse de l'aorte.

Le ventricule droit a une épaisseur de 8 millimètres dans les points où la paroi est le plus hypertrophiée. Les piliers de la tricuspide sont considérablement épaissis ; les valves de l'orifice tricuspide sont saines. L'orifice mesure 180 millimètres. L'orifice pulmonaire est sain.

Les *poumons* très œdémateux, sans grande congestion, n'offrent aucune trace de lésions tuberculeuses ; à la surface du poumon droit existe une couche épaisse de fausses membranes anciennes, organisées ; à la base, ces fausses membranes sont devenues cartilaginiformes sur une hauteur d'environ trois travers de doigt ; à la coupe de ces adhérences, on n'aperçoit pas de granulations tuberculeuses.

La *rate*, 290 grammes, est allongée, dure, entourée d'une zone peu épaisse de périsplénite. A l'union du tiers supérieur et des deux tiers inférieurs, on aperçoit à la surface de la rate une bande transversale, mesurant environ 2 centimètres et demi de haut et s'étendant d'un bord à l'autre de l'organe. Cette plaque blanche, déprimée, est la base d'un infarctus qui pénètre, comme on le voit facilement sur une coupe, en cône dans l'intérieur de la rate. Un second infarctus plus petit, de la largeur d'une pièce d'un franc, existe à l'extrémité inférieure de la rate. Ces deux infarctus sont de date ancienne.

Le *rein* droit, 280 grammes, mesure 13 centimètres de haut sur 8 de large et 5 d'épaisseur ; son aspect est bosselé. La partie supérieure de sa face postérieure est couturée de cicatrices fibreuses déprimées. Sur la coupe, le rapport des deux substances est conservé, la quantité de graisse du hile paraît normale ; mais l'organe est manifestement congestionné et sa consistance est d'une dureté extrême. La capsule se détache assez aisément ; on ne trouve pas trace d'infarctus.

Le *rein gauche*, 250 gr., mesure 14 cent. de haut, 5 de large et 5 d'épaisseur. L'organe est extrêmement irrégulier, son bord convexe est creusé de nombreuses dépressions ravinées, isolant aussi des mamelons à la surface de la glande.

Les *capsules surrénales* volumineuses, allongées, présentent sur certains points de leur surface des bosselures dures, jaune clair, dont la coupe donne l'impression d'un fibrôme ou d'un infarctus.

Le *foie*, 2 kil. 330 gr., est gorgé de sang, sa coloration est violacée. Sa surface présente des bosselures très étendues et peu saillantes. Le bord inférieur de l'organe est tranchant, non déformé. A la coupe, aspect caractéristique du foie muscade. La glande offre une grande dureté, elle semble, de plus, graisseuse.

L'*estomac* est considérablement dilaté.

Nous ajouterons maintenant à cette observation un *examen histolo-*

gique de quelques organes et une *étude* complète *du myocarde*, qui nous sont *personnels*.

Examen histologique des organes

Reins. — Pas d'atrophie du cortex. Aucune altération des grosses branches artérielles. Dans le labyrinthe quelques foyers scléreux très petits avec lésions plus ou moins avancées des glomérules et des tubuli.

Les cellules sécrétantes sont tuméfiées, granuleuses, sans gouttelettes de graisse, et leur noyau se colore bien le plus souvent. La lumière des canaux contournés est remplie de boules muqueuses. Nombreux cylindres colloïdes dans la substance médullaire.

Foie. — Type de foie cardiaque à la première période. De plus, çà et là, îlots cirrhotiques péri-portaux sans infiltration embryonnaire ni lésions artérielles. Pas d'épaisissement des veines sus-hépatiques. Les cellules du foie (en dehors de quelques rangées avoisinant les espaces portes) se montrent nettement granuleuses.

Rate et *capsules surrénales.* — Infarctus classiques dont la description serait superflue.

Aorte. — Dans les fragments que nous avons examinés, la tunique externe et la tunique moyenne étaient complètement saines. L'endartère, au contraire, présentait des altérations manifestes dont nous avons pu reconstituer au moins deux phases. La première répondait à une tuméfaction des cellules les plus internes de la membrane, avec début de fonte de trame connective (pâleur, gonflement, état très finement granuleux), et apparition de quelques éléments ronds.

La seconde indiquait un trouble plus accentué ; car, d'une part, la zone avoisinant la tunique moyenne contenait des cellules en voie de dégénérescence graisseuse et des amas de gouttelettes huileuses ; et d'autre part, la partie interne de l'endartère était excessivement sclérosée.

Examen histologique du cœur

Avant d'aborder cette étude, disons que le myocarde était le siège d'un grand nombre d'îlots scléreux : les uns nacrés, d'aspect tendineux; les autres plus mats et d'une coloration jaunâtre ou grisâtre. Ces lésions prédominaient au niveau de la moitié inférieure du ventricule gauche et de la cloison interventriculaire. On les retrouvait aussi dans les piliers de la mitrale (l'un de ceux-ci était surtout atteint);

quant au ventricule droit et aux oreillettes, ils ne révélaient rien d'anormal à l'œil nu.

Signalons encore dans la région de la pointe une série de caillots anciens, adhérant à l'endocarde et reposant sur une paroi nettement amincie. Quelques coagulations également au sommet du ventricule droit.

Voici maintenant le résultat de l'examen histologique qui a porté sur 54 *fragments*. (Les préparations qui sont décrites sans mention spéciale ont été colorées au picro-carmin.)

A. Moitié inférieure du ventricule gauche. — I. Coupes répondant à la face antérieure

(*a*) L'une, *horizontale*, ne montre qu'un peu de sclérose périfasciculaire, surtout dans les piliers.

(*b*) L'autre, *verticale*, présente dans sa moitié inférieure une multitude de petits foyers scléreux (sclérose molle surtout) qui prédominent dans les deux tiers internes de la paroi et dans les piliers. Ces foyers alternent avec des zones de myocarde sain dont les séparent les nombreuses travées et fissures normales de la région.

Disposition connue du myocarde respecté par rapport aux gaines vasculaires. Pas de L. R. L. La plupart des artères sont saines.

Il n'y a à étudier de nouveau dans cette préparation que le passage de la sclérose molle à la sclérose dure. Une certaine quantité de petits îlots coupés transversalement s'y prêtent à merveille.

Étude de la phase intermédiaire à la sclérose molle et à la sclérose dure. — Le passage de l'une à l'autre lésion est marqué par des foyers offrant les caractères suivants : les logettes périmusculaires, épaissies et fortement colorées par le carmin, sont tassées les unes contre les autres, ne laissant entre elles que des fissures imperceptibles, plus évidentes si le foyer est vu dans le sens de la longueur. Dans ce dernier cas l'aspect est vraiment fasciculé. En coupe transversale, ce sont surtout des sections de colonnettes plus ou moins arrondies que l'on observe. Ces colonnettes se montrent situées à une très légère distance l'une de l'autre, et l'espace qui les sépare est tantôt vide, tantôt comblé par un peu de pigment ou une cellule fusiforme. Les capillaires, le plus souvent très nombreux, ne présentent jamais de dilatation très marquée.

II. Coupes répondant au bord gauche

(*a*) *Coupes horizontales.* — *L'une* contient dans sa moitié externe un certain nombre de foyers de sclérose molle et dure entremêlés. Les piliers sont presque complètement envahis par ces mêmes lésions, avec conservation d'une bordure musculaire sous-endocardique absolument saine. L'endocarde est nettement épaissi en un point et montre de petites zones hémorragiques à ce niveau; artérioles en général rétrécies (quoique à un degré variable) dans les colonnes charnues.

L'autre offre avec la première de grandes analogies au point de vue de la distribution des foyers de sclérose, tantôt molle tantôt dure. Dans la moitié interne de la paroi, on constate un élargissement très marqué des fissures normales de cette région. Elles interceptent une série d'îlots coupés très obliquement, plus ou moins rosés, et presque tous invasculaires et fort pigmentés. Les piliers montrent en plusieurs points une semblable altération.

(*b*) *Coupe verticale.* — *Faibles grossissements.* — Les deux tiers internes sont partout convertis en tissu scléreux (sauf le liséré sous-endocardique). Le tiers externe est entamé plus ou moins suivant les points, et par place, la lésion gagne même l'épicarde.

Le plus grand nombre des gaines et fissures normales étant conservées, tout se passe à peu près comme si le myocarde avait été remplacé *in situ* par la production scléreuse.

Celle-ci affecte la forme d'îlots rosés, soit confluents, soit isolés les uns des autres. Dans ce dernier cas, ils sont limités dans tout ou partie de leur périphérie par les fissures et gaines dont nous venons de parler, ou par des bandes de tissu moins scléreux contenant le plus souvent des amas de radicules veineuses.

Au centre des foyers on voit de place en place une petite artère dont la tunique externe a disparu en se confondant avec le tissu ambiant, et dont la tunique interne est en général très nettement malade.

Forts grossissements. Caractère des îlots. — Ils se présentent, coupés en travers, avec l'apparence typique de la sclérose dure. Cette sclérose dure revêt des aspects un peu différents, suivant son degré de condensation. Elle contient de plus, mais dans des proportions très variables, des fibres élastiques de nouvelle formation; nous allons donc pouvoir nous rendre compte de deux nouveaux points : la structure de la sclérose dure et la manière dont y est distribué le tissu élastique.

Structure de la sclérose dure. — Elle se révèle, en coupe transversale, sous la forme d'une série de colonnettes de volume inégal, à sections elliptiques ou circulaires le plus souvent fibroïdes, réfringentes, fortement colorées en rose par le carmin et intimement accolées les unes aux autres ; un simple trait plus sombre les sépare quand on met exactement au point. Ce trait peut d'ailleurs être remplacé çà et là par une cellule fusiforme ou par un petit amas pigmentaire formé de grains très fins. Quelquefois l'amas est double et situé à chaque extrémité d'une cellule fixe.

Arrivé à son état le plus parfait l'îlot scléreux ne renferme pas de vaisseaux. Mais, tout en étant déjà très avancé dans son évolution, il peut en montrer encore quelques-uns, situés généralement au centre et nettement dilatés. C'est près de ces vaisseaux que se forment les amas élastiques, quand il en existe.

Distribution du tissu élastique. — Toute colonnette scléreuse contient des éléments élastiques, soit dans son intérieur, soit au niveau du trait qui la sépare de la colonnette voisine. Quand ces éléments dépassent une certaine proportion, la région offre aux plus faibles grossissements un aspect caractéristique : c'est celui d'un pointillé très sombre en coupe transversale, de bandes noires ou noir-verdâtre en section longitudinale (nous parlons ici de pièces ayant séjourné dans la liqueur de Muller et sur lesquelles l'acide picrique ne mord qu'à peine). La méthode de M. Balzer ne laisse aucun doute sur tous les détails qui précèdent.

A la périphérie des foyers de sclérose, le myocarde, dont les fibres sont ou non modifiées dans leur volume, offre en certains points l'état vacuolaire et l'état fendillé, nulle part de gouttelettes graisseuses (acide osmique).

L'éosine hématoxylique révèle la présence de quelques petits amas embryonnaires dans les zones où se groupent les radicules veineuses. Elle montre aussi çà et là dans le tissu myocardique une hypertrophie des noyaux qui semble distribuée sans ordre.

En dehors des lésions qui précèdent, lésions pariétales, la préparation que nous étudions offre aussi certaines *altérations* de l'*endocarde.*

La séreuse est tuméfiée dans la plus grande partie de la préparation, mais d'une façon variable suivant les points. Les cellules plates qui la constituent s'écartent les unes des autres, et montrent une tuméfaction très appréciable, tandis que la substance fibroïde normale affecte les apparences d'une matière semi-liquide, myxoïde, finement granuleuse. Les éléments élastiques ont considérablement diminué (méthode de

M. Balzer), mais aucune infiltration leucocytique ne s'est produite (éosine hématoxylique). Nulle part on ne rencontre de dégénérescence graisseuse dans les cellules de la séreuse, à la surface interne de laquelle adhèrent çà et là de petits caillots déjà anciens.

En certains points, la lésion est encore plus avancée et analogue à celle que nous aurons à signaler à propos d'une coupe ultérieure.

III. Coupes répondant à la face postérieure

(*a*) *Coupes horizontales. 1re Coupe. — Paroi.* — Dans sa plus grande partie, elle est transformée en tissu scléreux qui se dispose en deux couches : l'une sous-épicardique, l'autre sous-endocardique. Partout la sclérose a atteint son état le plus avancé et contient de nombreux éléments élastiques.

Foyers sous-épicardiques. — Ils apparaissent coupés en travers et formés de blocs rose vif, que séparent des zones moins condensées. Les éléments élastiques sont, comme toujours, ordonnés par rapport aux colonnettes scléreuses. Par la méthode de Balzer, on voit qu'ils forment un reticulum très lâche dans certains points, très serré au contraire dans d'autres. L'éosine hématoxylique montre peu de noyaux dans les blocs les plus rosés (c'est-à-dire dans ceux où la fibrose est la plus ancienne) et ces noyaux sont tous fusiformes. Dans les parties où la lésion est plus jeune, on trouve un peu plus de cellules et celles-ci se réunissent autour de quelques radicules veineuses. Dans leur voisinage persistent de rares amas pigmentaires grêles et allongés.

Foyers sous-endocardiques. — Ils sont confluents comme ceux qui précèdent et se résument presque entièrement dans une grande bande très réfringente, à direction longitudinale, et masquée de place en place par des nattes de fibres élastiques alternativement rectilignes et très ondulées. Cette bande est homogène et contient des séries de cellules fusiformes assez distantes les unes des autres.

Piliers. — Un seul est malade ; mais, en dehors du liséré myocardique classique qui double l'endocarde, presque toute la masse charnue est transformée en un bloc réfringent vaguement trilobé. Chaque lobe est incomplètement séparé des autres par des groupes de vaisseaux perméables (capillaires et veinés). Les artères sont atteintes d'endartérite et confondues à leur périphérie avec le tissu scléreux, d'abondance variable suivant les points. Éléments élastiques plus ou moins abondants suivant les points

2e *coupe* — *Paroi.* — Dans la moitié de son étendue elle présente, comme la préparation précédente, un groupe de foyers sous-épicardiques au sein desquels ne se rencontrent que de rares amas de fibres musculaires ; mais ici les foyers sont constitués par un mélange de sclérose très avancée et de sclérose moins tassée et même molle en certains endroits. Nulle part on ne voit d'amas embryonnaires (éosine hématoxylique).

Le reste de la paroi montre quelques îlots scléreux analogues à ceux qui viennent d'être décrits et au sein desquels se rencontre également l'état vacuolaire dans les rares éléments musculaires qui persistent.

Enfin toute la région sous-endocardique est convertie en une bande scléreuse identique à celle que nous avons eu l'occasion de décrire précédemment et contenant aussi de nombreux faisceaux élastiques. Pas de lésions artérielles. Pas de L. R. L. (comme dans toutes les coupes qui précèdent, du reste).

Piliers. — Les uns sains, les autres atteints de sclérose à tous ses degrés. Le plus grand nombre des artères y sont très malades.

(*b*) *Coupe verticale.* — Sa plus grande partie est transformée en tissu scléreux. Dans la moitié inférieure de la préparation, caillot adhérent à l'endocarde. Nous allons étudier successivement les lésions de la paroi et l'état de l'endocarde.

Paroi — *Au-dessus du caillot.* — Dans sa moitié externe, c'est le tissu scléreux qui domine ; c'est le contraire pour la moitié interne. Presque toutes les artérioles qui cheminent au sein des zones scléreuses sont atteintes d'une endartérite très intense et confondues par leur périphérie avec les parties voisines. Au niveau des points malades et dans leur voisinage, état vacuolaire, fendillement, hypertrophie des noyaux, etc...

Au niveau du caillot. — Le liséré sous-endocardique n'est conservé qu'en partie. Toute la région que nous décrivons maintenant présente un fond de tissu scléreux sur lequel se détachent quelques lambeaux myocardiques dont les fibres sont coupées en travers. Enfin les artères se montrent excessivement malades.

État de l'endocarde. — Il est malade dans toute l'étendue de la coupe et offre presque partout des lésions plus avancées que celles décrites à propos d'une coupe déjà étudiée.

Au niveau des points les moins atteints relativement, voici ce que l'on observe : toute ordination a disparu ; les cellules fixes sont gonflées et nettement arborescentes ; enfin la substance fondamentale a subi une véritable fonte. Dans cette matière myxoïde s'accumulent des leucocytes plus ou moins abondants et cheminent des néo-vaisseaux émanés du myocarde sous-jacent et donnant lieu à la production de zonules hémorragiques disséminées. La méthode de M. Balzer n'indique plus trace d'éléments élastiques au sein d'une telle altération. Partout des coagulations anciennes et adhérentes recouvrent les parties qui viennent d'être décrites.

Il est certains endroits où la lésion se montre encore plus accentuée. On a alors affaire à la *sclérose de l'endocarde.* Comme celle-ci évolue toujours de la profondeur vers la surface, elle se termine fatalement à un certain moment par l' « organisation » du caillot susjacent.

B. Moitié supérieure du ventricule gauche. — I. Coupes répondant à la partie antérieure

(*a*) Deux coupes *horizontales* ne montrent rien d'anormal. Pas L. R. L. — A. S.

(*b*) Une coupe *verticale* est saine également.

II. Coupes répondant à la partie postérieure

(*a*) *Coupes horizontales.* — *L'une* ne contient que quelques foyers périfasciculaires dans la paroi et dans les piliers. *L'autre* présente simplement un petit îlot de sclérose très avancée dans un des piliers. Cet îlot est riche en fibres élastiques.

(*b*) *Coupes verticales.* — Quelques foyers périfasciculaires sans importance.

C. Moitié inférieure du ventricule droit. — I. Coupes répondant à la partie antérieure

(*a*) *Coupes horizontales.* — Au nombre de deux ; absolument normales.

(*b*) *Une coupe verticale* se montre également saine.

II. Coupes répondant à la partie postérieure

(*a*) Une, *horizontale,* n'offre rien à noter.

(*b*) L'autre, *verticale,* mérite une courte description. *Paroi.* — Nombreux foyers stellaires, souvent anastomosés par leurs prolongements. La plupart sont complètement scléreux et colorés en rose vif. Peu d'artères malades dans les parties.

Piliers. — La sclérose est également très répandue et en général très abondamment pourvue de fibres élastiques.

D. Moitié supérieure du ventricule droit. — I. Coupes répondant à la partie antérieure

(*a*) Quatre coupes *horizontales*. Deux sont normales, les deux autres contiennent quelques rares foyers de sclérose molle ou dure dont la dimension est toujours petite.

(*b*) Trois coupes *verticales* normales (l'une d'elle comprend l'origine de l'artère pulmonaire).

II. Coupes répondant à la partie postérieure

Toutes sont normales. A. S. Pas de L. R. L.

E. Moitié inférieure de la cloison. — I. Coupes horizontales

(*a*) *Partie antérieure.* — Quelques petits foyers plus ou moins scléreux dans la paroi et les piliers du côté gauche (en ces derniers points artérioles très malades).

(*b*) *Partie moyenne.* — Trois foyers de minime étendue situés également dans les piliers du côté gauche.

II. Coupes verticales

(*a*) *Partie postérieure.* — Un certain nombre de foyers représentant environ la moitié de la coupe, les uns isolés, les autres réunis, presque tous longitudinaux et formés de sclérose molle. Peu d'artères malades.

(*b*) *Partie moyenne.* — Les cinq sixièmes de la préparation sont formés par du tissu scléreux, sur lequel se détachent un certain nombre de vaisseaux entourés d'une gaine myocardique et sains. Les parties malades offrent tous les termes de transition entre l'état réticulaire et la sclérose dure et contiennent beaucoup d'artérioles sténosées.

L'*origine du ventricule gauche* montre des îlots de toute espèce coupés en long. L'*origine du ventricule droit* est le siège d'un dépôt fibrineux ancien à la surface de l'endocarde.

(*c*) *Partie postérieure.* — La *paroi* donne lieu aux mêmes considérations que celle de la coupe précédente. On y voit dans la zone scléreuse une grande quantité d'artères et d'artérioles oblitérées presque complètement. Dans les *parties attenantes des deux ventricules*, foyers scléreux et caillots adhérents au niveau desquels la séreuse intracardiaque offre les altérations habituelles.

F. Moitié supérieure de la cloison des ventricules. — I. Coupes horizontales

Trois coupes (antérieure-moyenne-postérieure) se montrent absolument normales. Pas de L. R. L. — A. S.

II. Coupes verticales

Trois *coupes* encore (antérieure-moyenne-postérieure) également sans lésion.

G. Oreillette gauche

Cinq *coupes* (deux verticales, deux horizontales, une de l'auricule) normales.

H. Oreillette droite

Quatre *coupes* (deux verticales, une horizontale, une de l'auricule) également saines. Pas de L. R. L. — A.S.

I. Cloison des oreillettes

Sans lésion.

Observation III — (La note clinique et les différents organes nous ont été remis par notre collègue et ami le docteur L. Guinon. — La partie histologique est personnelle.) *Grande sclérose — Type embolique.*

Angot, Abel, 46 ans, employé, entré et mort en décembre 1887, à l'Hôtel-Dieu, service de M. le docteur Bucquoy. Il s'agit d'un individu aphasique et hemiplégique droit depuis un certain temps et habituellement sujet à une dyspnée intense. Ses jambes avaient déjà enflé avant le mois de décembre. A ce moment l'oppression s'est exagérée, l'œdème a atteint les membres inférieurs dans leur entier, les urines sont devenues rares, enfin le syndrome asystolique s'est établi avec ses caractères ordinaires. Le pouls cependant, bien que petit, s'est maintenu régulier. Au cœur bruit de galop et hypertrophie cliniquement appréciable. Les artères étaient dures et l'habitus robuste.

La mort est survenue par aggravation de la dyspnée et dans le coma.

Autopsie. — *L'encéphale* montre les altérations corticales classiques de l'aphasie avec hémiplégie droite.

Les poumons sont le siège de foyers apoplectiques.

Le foie, muscade, ne présente au microscope que de la congestion avec un très léger degré d'épaississement des veines sus-hépatiques.

Le rein droit est très contracté (longueur 7 cm.; largeur 3 cm.). L'artère émulgente montre une endartérite intense. Un embolus remplit la lumière rétrécie du vaisseau. Au microscope on ne rencontre qu'un semis de glomérules fibroïdes séparés par des éléments arrondis et des tubes excessivement atrophiés. La plupart des artères sont malades; çà et là quelques vestiges du parenchyme.

Le rein gauche est beaucoup moins diminué de volume (longueur 12 cm.; largeur 6 cm.). Sa surface est froncée (cicatrices emboliques) et formée d'une série de reliefs que limitent des dépressions sinueuses.

Il ne s'agit donc pas ici d'une apparence granuleuse, mais d'un aspect qui rappelle celui des circonvolutions cérébrales debarrassées de leur pie-mère et lavées. Histologiquement, on note la présence de foyers scléreux en nombre modéré. L'étendue en est peu considérable. Enfin les artères ne semblent pas bien malades. L'état du parenchyme est difficile à déterminer, la pièce ayant séjourné longtemps dans une quantité d'alcool insuffisante pour son volume; tout ce qu'on peut dire c'est que la plupart des noyaux se colorent bien.

Examen spécial du Cœur

Macroscopiquement. — Hypertrophie très marquée et aussi considérable pour le ventricule droit que pour le gauche. Dilatation assez modérée. Pas de lésions d'orifice. Coronaires athéromateuses.

Nombreux foyers scléreux dans le ventricule gauche, surtout à sa partie inférieure. On rencontre, en outre, deux ou trois taches d'apparence hémorragique, du volume d'une pièce de vingt centimes ; l'une d'elles occupe à la fois la paroi et un relief sous-endocardique. Près de de la pointe quelques caillots adhérents à l'endocarde.

La cloison est moins malade. Quant aux oreillettes et au ventricule droit, ils semblent complètement sains.

Parmi les foyers scléreux mentionnés plus haut et dont plusieurs occupent toute l'épaisseur de la paroi, les uns sont durs et nacrés, les autres plus mous et mats.

A. Ventricule gauche. — I. Coupes horizontales

Microscopiquement

(*a*) 1re *Coupe*. — Elle a été pratiquée à la partie inférieure du ventricule, en un point où la paroi se montrait amincie au simple examen macroscopique.

Paroi. — La plus grande partie du tissu myocardique est remplacée par des foyers scléreux rosés, réfringents, tantôt isolés, tantôt réunis en grandes plaques. Ces foyers diffèrent les uns des autres par leur tassement, leur teneur en éléments élastiques, et la présence ou l'absence de vésicules adipeuses dans leur intérieur.

Petits foyers. — Vus en travers, ils offrent l'aspect stellaire et renferment ou non des fibres musculaires. Ils sont constitués par des colonnettes fibreuses que séparent des fissures de grandeur variable ; çà et là quelques cellules fusiformes et de rares capillaires.

Grands foyers.—Anastomosés entre eux et réunis aux petits îlots ; on y voit : des fibres musculaires isolées ou groupées en nombre quelquefois assez considérable, atrophiées ou de volume normal, sans connexion avec les vaisseaux ou leur formant un collier plus ou moins complet ; des vaisseaux, veineux et capillaires surtout, dont la paroi est souvent confondue avec le tissu de sclérose; des amas de cellules adipeuses dans les foyers voisins de l'épicarde; des fibres élastiques massées en certains points dont nous rechercherons plus tard la topographie.

Dans les endroits où le tissu scléreux est moins tassé, les colonnettes s'espacent davantage, et entre elles se rencontrent des fibrilles conjonctives ténues et pâles. Les capillaires, un peu plus abondants, montrent alors généralement une paroi épaissie.

Piliers. — Très petits foyers sans importance.

Dans cette coupe notons encore : la lésion de MM. Renaut et Landouzy, l'altération de l'endocarde et la présence, sous cette membrane, de la bande myocardique classique.

(*b*) *Deuxième coupe.* — Faite plus haut que la précédente.

Paroi. — Peu scléreuse d'un côté (quelques foyers petits et rosés), très scléreuse à sa partie moyenne, désintégrée et d'aspect hémorragique à son autre extrémité. Voyons ces deux dernières régions.

Zone scléreuse. — Sous l'épicarde on trouve une artère assez volumineuse atteinte d'endartérite à un degré moyen. Au-dessous, toute la paroi est transformée en tissu cirrhotique qui ne contient que de rares vestiges d'éléments contractiles. Par contre, on y voit, principalement dans la moitié externe, des files de cellules adipeuses accompagnées en général de capillaires et de radicules veineuses. Les bandes élastiques sont également assez nombreuses.

Zone désintégrée et parties d'apparence hémorragique. — La zone désintégrée est due à la présence, au sein du myocarde, d'une grande quantité de foyers de dégénération granulo-fragmentaire et d'état réticulaire. Ces foyers sont pour la plupart de petite dimension et siègent alors tantôt loin des vaisseaux tantôt le long des gaines de tout calibre. Plus volumineux, les îlots ne montrent aucune particularité nouvelle.

Les parties qui semblent hémorragiques sont constituées par un tissu ayant les plus grandes analogies avec l'état réticulaire, mais obscurci par des débris plus ou moins reconnaissables de fibres musculaires et surtout d'hématies. Çà et là amas de fibres nécrotiques.

Piliers. — Dans l'un, sclérose parfaite en îlots ou en blocs séparés par des tractus plus lâches (certains de ces blocs ont à leur centre une artère sténosée plus ou moins complètement). Dans l'autre, points hémorragiques analogues à ceux que nous avons décrits plus haut.

En aucun point de la préparation on ne trouve de dégénérescence graisseuse après action de l'acide osmique.

(*c*) *Troisième coupe.* — Elle a été faite à peu près au même niveau que la précédente.

Paroi.— Dans sa moitié externe, elle contient de nombreux foyers de dégénération granulo-fragmentaire et d'état réticulaire, ainsi que des foyers mixtes et intermédiaires. Certains sont excessivement petits. Dans la moitié interne plaque bistrée, un peu verdâtre, répondant à un îlot d'état réticulaire rempli de détritus pigmentaires de volume variable. Deux ou trois artérioles très sténosées.

Piliers.— Ils sont le siège de plusieurs foyers de dégénération granulo-fragmentaire et d'état réticulaire. L'un d'eux présente de plus une zone répondant à une ancienne hémorragie.

(*d*) *Quatrième coupe.* — Pratiquée un peu au-dessus de la partie moyenne du ventricule.

Une de ses extrémités seule est malade. Dans le reste, comme dans toutes les coupes déjà décrites : L. R. L.

Région malade. — La zone sous-épicardique est saine. Au-dessous d'elle, grand tractus scléreux très réfringent, avec nombreuses fibres élastiques. Enfin, doublant l'endocarde dont les sépare un liséré sain, blocs fibroïdes limités par un tissu lâche et présentant ou non à leur centre des artères très malades.

(*e*) *Cinquième coupe.* — Même niveau que la quatrième.

Paroi. — Plus de la moitié de celle-ci est remplacée par un système de foyers presque tous anastomosés et répondant à deux types principaux : îlots scléreux ordinaires et îlots à cellules adipeuses.

Ilots scléreux ordinaires. — Les uns, arrivés à leur complet développement et homogènes ; d'autres offrant encore au centre une trame plus lâche avec des vaisseaux plus abondants ; certains, enfin, à colonnettes encore mal tassées. Tous ces foyers sont plus ou moins riches en éléments élastiques.

Ilots adipeux. — Tantôt il s'agit simplement d'un foyer scléreux régulier dont le centre renferme un très petit nombre de cellules graisseuses accompagnées de quelques radicules veineuses. Tantôt la périphérie seule est fibroïde et les vésicules adipeuses siègent dans un foyer dont la plus grande partie offre la structure suivante : feutrage connectif lâche, formé de fibres pâles entremêlées de rares colonnettes isolées ; vaisseaux d'abondance variée et à paroi le plus souvent épaissie ; pas le moindre amas embryonnaire. (Picrocarmin, éosine hématoxylique.)

Nulle part l'acide osmique ne révèle la présence de graisse dans les fibres myocardiques.

Piliers. — Quelques îlots scléreux. Endocarde épaissi et malade.

(*f*) 6e *coupe.* — Partie moyenne du ventricule.

Paroi. — Grand nombre de foyers au sujet desquels on ne pourrait que répéter ce qui a été dit pour la préparation précédente. Cependant notons ici l'existence de quelques îlots de sclérose molle et même d'état réticulaire et de dégénération granulo-fragmentaire. L. R. L. Endocarde sclérosé en plusieurs points.

Piliers. — Nombreux foyers rosés et réfringents.

Dans toute la coupe on ne rencontre que quelques artères dont le calibre soit rétréci d'une façon appréciable.

II. — Coupes verticales

(*a*) 1re *coupe.* — Au-dessus de la partie moyenne du ventricule.

Paroi. — Une de ses moitiés est presque absolument saine. L'autre représente la confluence d'une certaine quantité de foyers à tous les degrés d'évolution possibles. Sur ce fond hétérogène se détachent des restes de tissu myocardique affectant les dispositions ordinaires en pareil cas.

Les foyers offrent, suivant le point considéré, l'aspect de la sclérose dure, de la sclérose molle, de l'état réticulé et même de la dégénération granulo-fragmentaire. Les zones les plus indécises sont souvent séparées par des bandes de tissu lâche, riches en pigment et où cheminent des radicules veineuses. C'est près de celles-ci seulement que l'on peut rencontrer de petits amas embryonnaires. (Picrocarmin. Eosine hématoxylique. Acide osmique.)

Dans la préparation, nombre d'artères sont atteintes d'une endartérite très accentuée L. R. L. Rien à noter pour les *Piliers.*

(*b*) 2e *Coupe.* — Pratiquée beaucoup plus bas.

Paroi. — Elle montre une partie externe formée de blocs scléreux présentant ou non une artère à leur centre (l'artère est toujours très malade) et séparés par un tissu lâche qui contient dans certains points des cellules adipeuses — une zone intermédiaire très riche également en foyers cirrhotiques — une couche interne scléreuse aussi et sur laquelle repose l'endocarde épaissi et recouvert d'un caillot adhérent. L. R. L.

Piliers. — Peu scléreux.

(c) *Troisième coupe.* — Comparable à la coupe 1, et pratiquée du reste à peu près au même niveau.

Elle offre une partie presque normale et une autre composée de foyers de toute sorte. Les artères sont en général très malades. L.R.L.

(d) *Quatrième coupe.* — Partie inférieure du ventricule.

On peut lui décrire trois zones : l'une externe, composée de foyers de dégénération G. F. et d'état réticulaire, ainsi que de foyers intermédiaires et mixtes; — l'autre moyenne, comprenant des îlots scléreux séparés ou non par des amas élastiques; — la dernière, interne, constituée par une bande cirrhotique qui résume un certain nombre de foyers et court sous l'endocarde incomplètement interrompue par des lambeaux de tissu myocardique sain.

(e) *Cinquième coupe.* — Plus haut que la précédente.

Paroi. — Farcie de foyers de dégénération G. F. et d'état réticulaire, surtout dans sa portion sous-épicardique. On y trouve de plus quelques îlots scléreux modérément tassés et assez riches en fibres élastiques, et un point jaune verdâtre qui répond à une hémorragie ancienne. L. R. L.

Piliers. — Deux foyers, l'un scléreux l'autre réticulaire. Endocarde très malade.

Ventricule droit

(B) Nous n'en avons fait qu'une coupe (de grande dimension, il est vrai). Dans cette préparation on ne trouve que deux foyers scléreux très petits, quelques artérioles sont rétrécies. L. R. L.

Oreillettes

(C) I. *Gauche.* — Une coupe horizontale ne montre rien d'anormal.

II. *Droite.* — La préparation ne décèle qu'un peu de sclérose molle sous l'endocarde d'un relief (région columnale de l'oreillette).

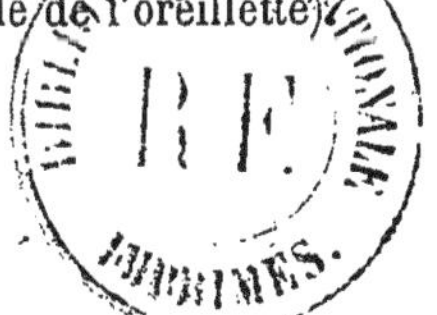

Nous sommes heureux de pouvoir remercier ici notre collègue Morax et notre ami M. Castro à l'obligeance desquels nous devons les planches et la photographie annexées à ce travail.

Fig. 1.

Foyer de dégénérescence granulofragmentaire. vu en travers.
1,1. Fibres atteintes de dégénération granulo fragmentaire. On remarque que, dans leur intervalle les capillaires et la trame conjonctive n'ont subi aucune altération.
2,2, Myocarde sain.

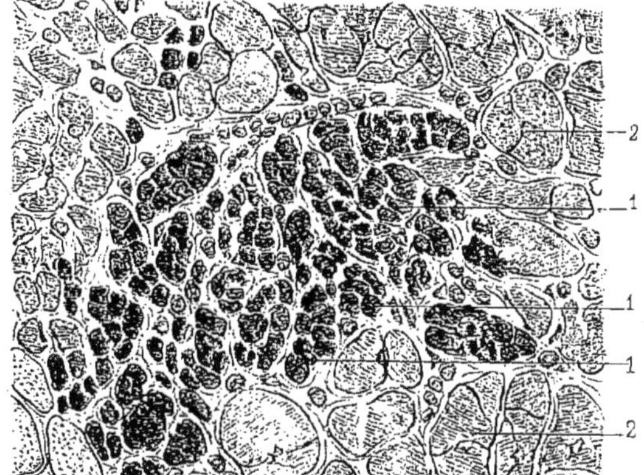

Fig.1. — Picro-carmin et hématoxyline. — Glycérine.

Fig. 3.

Etat réticulaire (coupe transversale)
1,1, Logettes musculaires ne contenant plus que de petits amas de pigment.
2,2, Capillaires restés normaux.
3.3. Cellules interstitielles du stroma myocardique

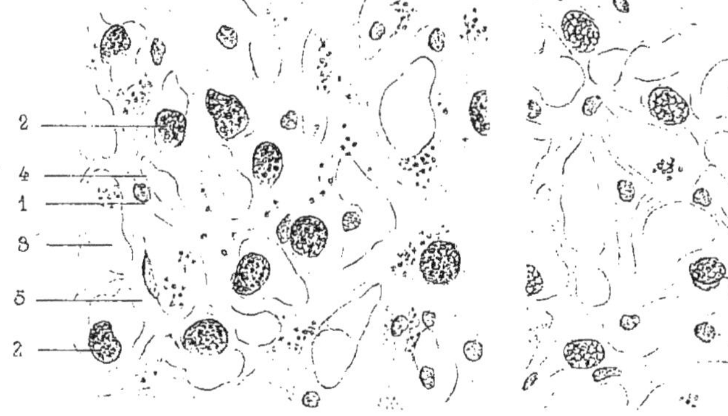

Fig.2. Picro-cramin et hématoxyline _Glycérine. Fig.3. Picro-carmin et hématoxyline _Glycérine.

Fig. 2.

Etat réticulaire pigmenté et intravasculaire.
(accident de sclérogènese)
1, Cellules interstitielles.
2,2, Capillaires transformés en gros blocs pigmentaires.
3, Alvéoles caractéristiques de l'état réticulaire.
4. Logettes périmusculaires déjà epaissies.
5, Alvéoles représentant la place de capillaires détruits ou disparus.

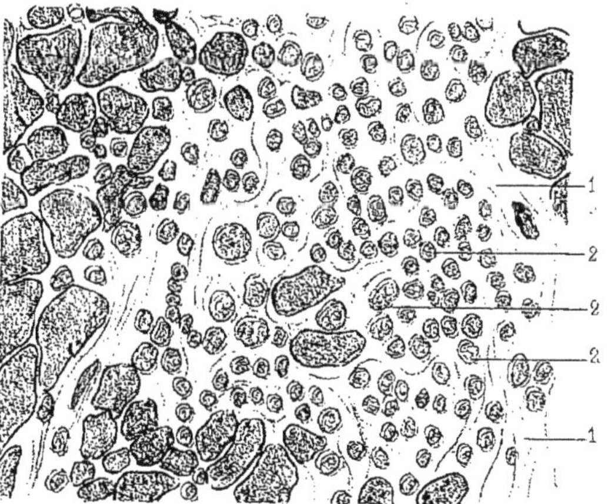

Fig.4. _Picro-carmin .Glycérine. (Noyaux non colorés).

Fig. 4.

Sclérose molle.
(Coupe transversale)
1,1, Tractus scléreux.
2,2,2, Capillaires persistant dans le tissu cirrhotique.

V. Morax ad nat. del.

Imp. Lemercier & Cie Paris.

Pl. II.

Fig. 1.

ase intermédiaire à l'état
culaire et à la sclérose
le. (Coupe transversale)
Aréoles remplies de
ment (Etat reticulaire).
,2, Capillaires; les uns
maux, les autres un
dilatés.
3, Tractus rosés (début du
vail sclérogène).
Myocarde sain.

Fig. 2.

Etat vacuolaire
(Coupe transversale)
1,1,1, Vacuoles.
2,2, Noyaux hypertrophies et pâles
3, Fibre saine avec noyau normal.

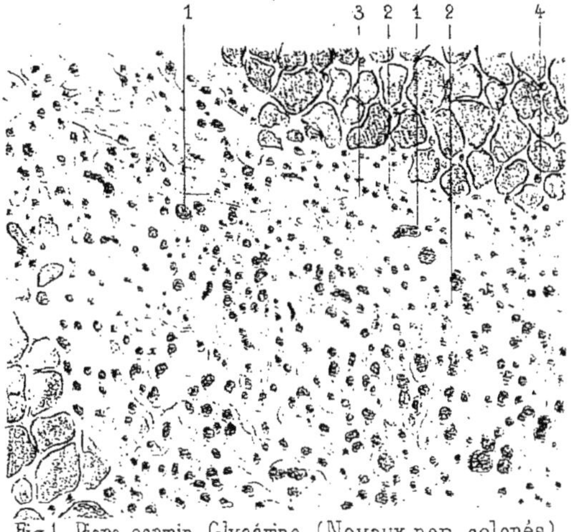

Fig. 1. Picro-carmin. Glycérine. (Noyaux non colorés).

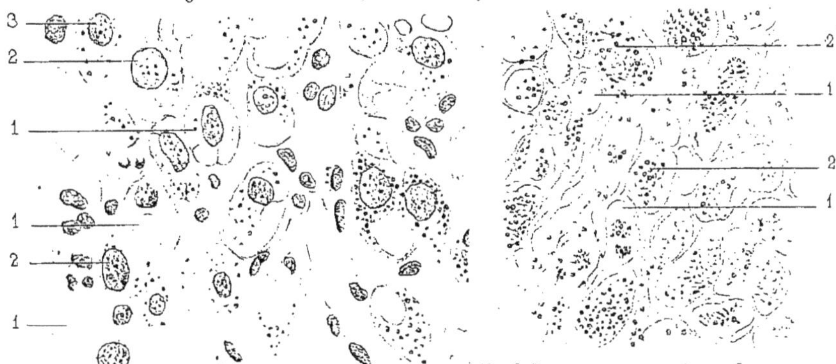

Fig. 2. Eosine hématoxylique. Baume

Fig. 3. Eosine et potasse. Acétate de potasse.

Fig. 4.

Sclérose dure.
Nattes scléreuses vues
long.
Nattes scléreuses vues
travers.
3. Noyaux clairsemés.

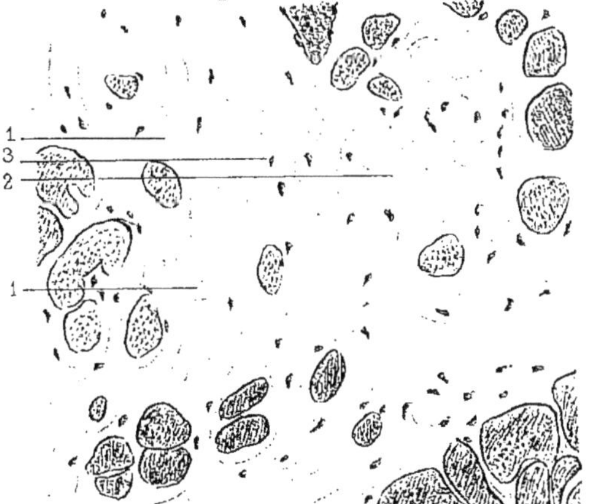

Fig. 3.

Sclérose dure.
Développement des fibres élastiques.
(Méthode de Mr Balzer.)
-Coupe transversale-
1,1, Colonnettes fibreuses sectionnées
2,2, Fibres élastiques irrégulièrement reparties

Fig. 4. Picro-carmin et hématoxyline. Glycérine.

Morax ad nat. del.

Imp. Lemercier & Cie, Paris

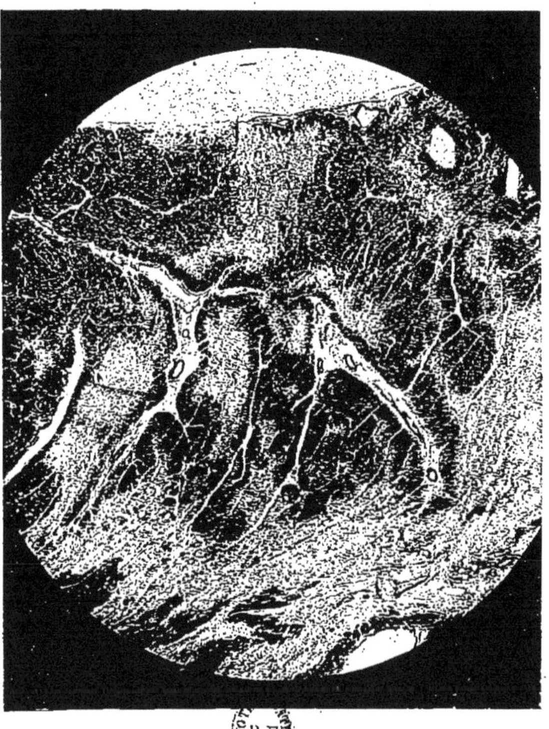

GRAND FOYER HOMOGÈNE D'ÉTAT RÉTICULAIRE

(LA COUPE COMPREND TOUTE L'ÉPAISSEUR DE LA PAROI VENTRICULAIRE GAUCHE)

GROUPEMENT DU MYOCARDE RESPECTÉ
AUTOUR DES GAINES VASCULAIRES. (CŒUR INTERVERTI)

TABLE DES MATIÈRES

LE MANS. — TYPOGRAPHIE EDMOND MONNOYER.

www.ingramcontent.com/pod-product-compliance
Ingram Content Group UK Ltd.
Pitfield, Milton Keynes, MK11 3LW, UK
UKHW012045240726
13965UKWH00003B/1051